经方医学三代传习录

主编　陶有强
编委　马家驹　刘观涛

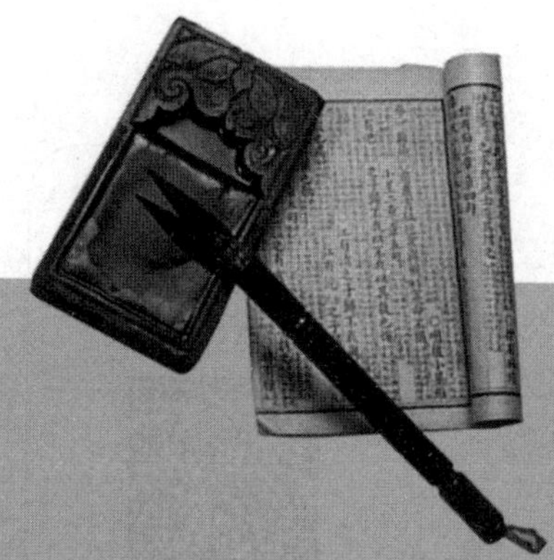

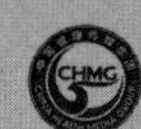

中国健康传媒集团
中国医药科技出版社

内容提要

本书汇集了胡希恕、冯世纶及冯老的学生这三代经方人各自的部分传承文章，记载了三代经方人求索的心路历程，系统全面地涵盖了经方医学的基本理论要点，又比较倾向于突出重点，举例列举了部分重大专题的关键要义，既可作入门向导，又可提高运用经方的水平。本书适合中医师及喜爱中医经方的人阅读。

图书在版编目（CIP）数据

经方医学三代传习录/陶有强主编．—北京：中国医药科技出版社，2016.9

ISBN 978-7-5067-7859-6

Ⅰ.①经… Ⅱ.①陶… Ⅲ.①经方-临床应用-文集 Ⅳ.①R289.2-53

中国版本图书馆 CIP 数据核字（2016）第 211435 号

美术编辑 陈君杞
版式设计 郭小平

出版 **中国健康传媒集团**｜中国医药科技出版社
地址 北京市海淀区文慧园北路甲 22 号
邮编 100082
电话 发行：010-62227427 邮购：010-62236938
网址 www.cmstp.com
规格 958×650mm 1/16
印张 12 1/4
字数 142 千字
版次 2016 年 9 月第 1 版
印次 2023 年 11 月第 3 次印刷
印刷 三河市百盛印装有限公司
经销 全国各地新华书店
书号 ISBN 978-7-5067-7859-6
定价 36.00 元

版权所有 盗版必究

举报电话：010-62228771

本社图书如存在印装质量问题请与本社联系调换

获取新书信息、投稿、为图书纠错，请扫码联系我们。

做一代经方传人

——保持传承本色　创新传承模式

在北京胡希恕名家研究室内，悬挂着一幅冯老手书的大字——“做一代经方传人”，经常有学员请冯老题字，冯老也会郑重地写下这一行字，冯老毕其一生在践行着这句庄重的承诺，同时也是对无数经方后学的殷切期望！

冯老师师承于我国著名经方家胡希恕先生。胡老对《伤寒论》的研究倾注了毕生的心血，紧密结合原著条文“始终理会”，密切联系临床实践，摒弃空论，提出《伤寒论》是承自《汤液经法》，而有别于《内经》；揭示了《伤寒论》六经的实质，即六经来自八纲；明确了《伤寒论》辨证论治的精神实质，即在患病机体一般的规律反应基础上，而适应整体的、讲求一般疾病的通治方法；并进一步确认了辨证论治具体实施的方式方法，即辨六经—析八纲—再辨方证，方证是辨证的尖端。

冯老在系统整理总结经方大师胡希恕先生对经方研究成果的同时，通过反复学习经典和临床体验，同时参考诸多考证资料，不但对胡希恕先生的经方学问渐渐登堂入室，还在此基础上进一步论证了经方理论体系的形成，历经30多年的艰苦探索与研究，终于率先明确提出了《伤寒论》属中医独特的经方理论体系。他指出“经方”不仅是数百首经验效方，更是一个相对成熟的独立而完备的理论体系，这一体系的核心理论集中反映的是在六经八纲思想指导下的方证相应学说，其有效指导了经方临证实践。

近些年来，在冯老的带领下，我们的经方团队进校园，进社区，开师承班，办经方论坛；有科班，有师承，报刊传道，网络授业；创建学会，申报专项，国内论坛有争鸣，海外译著有传播……点点滴滴汇聚成经方在这个时代的强音！

未来，我们将紧紧围绕“保持传承本色，创新传承模式”的原则，努力构建经方医学六大体系，即构建经方医学学术研究体系、教育传承体系、学术成果转化体系、交流与传播体系、学术发展规划与决策体系、学术发展支撑体系，经方传承的力度将更大，经方发展的底气将更足！

这本小册子，汇集了三代经方人各自的部分传承文章，记载着我们经方求索的心路历程。本书既相对留心于系统全面，普及性地涵盖了经方医学的基本理论要点，入门可作向导；又比较倾向于突出重点，示例性地列举了部分重大专题的关键要义，专注可资提高。百虑一致，殊途同归，又都凝聚着三代经方人同一的传承心法，那就是：传承经方学术，造福天下苍生，做一代经方传人！

编　者

2016 年 7 月

目录

第一章 沉默中的爆发

第二章　功在传经　领航育人

第三章　让经方的声音更响亮

第一章　沉默中的爆发

引言：有一位老人，你可曾知道

有一位老人，他生平只发表过一篇文章，还是节选。

但你可曾知道，

他曾多次自办或合办中医学校，编著系列教材，培养学生不下数千人！

有一位老人，他的学术见解在当时曾一度被说成“只是少数人的观点”，以至于其学生们有的竟有过怀疑，甚至动摇。

但你可曾知道，

多年后，他的讲稿一经公开刊行，应者云集，大道至简，行证有验，时至今日，已掀起一轮高过一轮的经方热潮！

有一位老人，他丰富的临证实践，由于种种变故，留存下来的并不丰富。

但你可曾知道，

有那么多前辈名家如任应秋、谢海洲先生等对其推崇备至，伤寒名家刘渡舟教授称赞“群贤会诊，惟先生能独排众议，不但辨证准确，而且立方遣药，寥寥几味，看之无奇，但效果非凡，常出人意料，此皆得力于仲景之学也。”

有一位老人，

他在一口口烟圈中，口传心授，诲人不倦，阵阵咳嗽，苦心一片；

他在一招招对弈中，神集思聚，敏学用精，默默不语，壮志满怀！

在经方的道路上，有过形单影只，那是志者的雄姿；

在经方的世界里，有过旷野绝响，那是觉者的先声！

第一节　胡希恕先生学习、实践、研究与传授经方的一生

一、得遇明师知为器

胡希恕先生又名胡禧绪，1898 年 3 月出生于辽宁省沈阳市北郊区东伍旗村。1915 年至 1919 年就读于奉天省立第一中学。上中学时，爱好足球，无论冬夏，每活动皆要大汗、力疲方歇。有国文教师常从旁观看，活动毕亦常唤诸生至其房间喝茶休息，看着朝气勃勃、可爱的一群学生，他内心十分高兴，尤其是看中了胡希恕等四人才华。一日，国文老师对他的学生们说："我给你们讲中医，你们学中医吧！""我们学那干啥呀？"同学们异口同声回答。国文老师感慨不已："多像我当年回答老师的劝学啊！"原来国文老师名叫王祥徵，是河北乐亭人，为清末国子监举人培养出的进士，在国子监就学期间，某太医与其同室，看到徵为举人中最年轻者，才学横溢，多次劝其学医，皆回答："学那干啥呀！"后谓曰："不学医是为不忠君！"渐学医。秀才学医，如快刀斩豆腐，很快入门，并对医产生兴趣。学中每有找太医诊病者，太医故推给徵看，治多验，更精求。徵中进士，竟想不到任湖南长沙县长，叹曰："是我学长沙耶?!"但时局多变，遇辛亥革命，无奈投奔沈阳同学李铁珊处任中学国文教师，并业余行医，不料名声四振。洞观胡希恕等聪敏才华，又为保医术不失传，故用心良苦，决意让他们学医，以成就仲景医学一代杰出传人。功夫不负有心人，经多次劝诱，终使胡希恕等四人拜于门下。于是利用业余时间讲学，因教授能力极好，遂吸引许多学生就学。

王祥徵讲《伤寒杂病论》脱离脏腑，以八纲释六经，并主张结合近代科学，要继承，且要弘扬。推崇唐容川、陈修园等医家的学术观点，如论述膀胱气化，以物理学理论解释膀胱为水，肾为太阳之说，大约两年讲完了《伤寒杂病论》。十几个学生中，有两个学得最好，胡希恕为其一，并于1919年参加沈阳市政公所中医考试，获取中医士证书。王祥徵夙愿以偿，若知后生胡希恕成为声誉中外的经方大师，则更含笑于九泉矣。

二、意非杏林有缘依

1919年胡希恕考入北京通才商业专门学校（北京交通大学前身）学习，常与人诊病，疗效卓著，尤其是有一年疟疾大流行，西医无策，求治者众，治一例愈一例，但未曾想行医。1924年至1927年曾在沈阳县立中学、辽阳县立中学、辽宁省立中学任英文教师。1928年至1935年任哈尔滨市电业公司会计股股长、特别市市政局事业股股长、市政公署营业股股长。日本侵占东北后，拒为侵略者服务，于1936年逃到北京，无奈悬壶行医。

三、躬行医教中西汇

胡希恕常与陈慎吾切磋医术，并约谢海洲等共同办学，传授中医学术，1952年北京市卫生局批准作为中医教育试点，开设北京私立中医学校，系统教授《伤寒论》《金匮要略》《神农本草经》《内经》《温病》等。胡希恕自己主编教材，曾著有《伤寒论释义》《金匮要略释义》《温病条辨评注》《伤寒金匮约言录》等书。受王祥徵影响，胡希恕教授《伤寒论》不用脏腑释六经，同时通过对《内经》《神农本草经》等原文的研究，并参阅中外中医文献，提出了“《伤寒杂病论》六经非《内经》脏腑经络概念，而是来自八纲”的独特概念。1956年人民卫生出版社出版了苏联高等院校所用《病理生理学》，受巴甫洛夫神经反应学说影响，提出

"中医辨证论治的实质，是在患病机体一般的规律反应的基础上，而适应整体的、讲求一般疾病的通治方法"。胡希恕个人办学，直至1956年北京中医学院成立，先后培养学员近千人，填补了中医教育这一阶段的空白。

四、经方传真慰来时

1958年调入北京中医学院任内科教授、附属医院学术委员顾问，更忙于临床和教学，名声大噪。北京中医药大学刘渡舟教授曾高度称赞胡希恕先生："每当在病房会诊，群贤齐集，高手如林，惟先生能独排众议，不但辨证准确无误，而且立方遣药，虽寥寥几味，看之无奇，但效果非凡，常出人意料，此得力于仲景之学也。"暮年仍孜孜不倦于教学、讲座、指导留学生考察团。先生最后讲授的《伤寒杂病论》《经方方证》等，已全部录音保存。有关经方研究成果，已由其弟子整理出版，如《经方传真》《经方传灯》《张仲景用方解析》《中国汤液经方》《中国汤液方证学》《解读张仲景医学》等已服务读者。胡希恕一生研究仲景学说，发展经方，有着独特的见解，有使世人瞩目的成就，20世纪60年代所做《伤寒论六经论治与八纲的关系》报告，《人民日报》给予高度评价，认为是历代医家缺乏论述的难题；日本中医界也称赞胡希恕先生是"中国有独特理论体系的、著名的《伤寒论》研究者、经方家"。

1984年3月1日胡希恕先生与世长辞。

2006年1月25日安葬于燕山塔陵，背靠莽莽群山，瞑望涛涛东海，静眠于燕山脚下。

（冯世纶）

第二节 胡希恕先生研究《伤寒论》的主要观点

按语 这篇文章最早由冯世纶教授发表在纪念胡希恕先生诞辰110周年的纪念文册上，因纪念册篇幅所限，冯老当时以极为精炼的文字简要地将胡老研究《伤寒论》最鲜明、最主要的学术观点做了介绍和说明。这里原文采录，供大家学习和参考。

胡希恕先生对《伤寒论》的研究倾注了毕生的心血，紧密结合原著条文“始终理会”，密切联系临床，摒弃空论，提出《伤寒论》是承自《汤液经法》而有别于《内经》，其弟子充实完善后进一步认为《伤寒论》是具有独特辨证理论体系的经方学派的经典著作。揭示了《伤寒论》六经的实质，《伤寒论》的六经是症状反应的六经，不是六气的六经、经络的六经，症状反应表现为一定的病位与病性的复合，统于八纲，因此六经形成基础源于八纲，而非脏腑经络。六经名虽相似，但不可趋附《内经》，否则终将难识仲景之学的真面目。明确了《伤寒论》辨证论治的精神实质，即是在患病机体一般的规律反应基础上，而适应整体的、讲求一般疾病的通治方法。并进一步确认了辨证论治具体实施的方式方法，即辨六经—析八纲—再辨方证。方证是六经八纲辨证的继续，亦即辨证的尖端，中医治疗有无疗效，其关键就在于方证是否辨得准确。以下为胡老具体论述之部分摘要。

一、关于《伤寒论》的辨证论治的形成

辨证论治，又称辨证施治，为中医以方药治病的传统特殊方法，

它是我们历代祖辈于长期的疾病斗争实践中，总结出来的一大奇绩。有文字记载的经方十一家之一的《汤液经法》即集此总结的最早典籍。实际《伤寒论》的主要内容来自《汤液经法》。晋·皇甫谧所著《针灸甲乙经》序中提出“伊尹以亚圣之才，撰用神农本草，以为《汤液》。……仲景论广《伊尹汤液》为十数卷，用之多验。”可见张仲景的《伤寒论》主要取材于《汤液经法》。谓论广者，当不外以个人的学识经验，或间有博采发挥之处，后人以用之多验。《汤液经法》又已失传，遂多以为张仲景独出心裁之作，因有“方剂之祖”“医中之圣”等过誉无稽之推崇。

试问在科学尚未全面发达的古代，只于变化多端的症状反应上，探求疾病的发展规律，并于此规律的基础上，制定出多种多样具体的证治验方，若不是在长久的年代里，在众多的病体上，历千万次的反复观察、反复实践、反复总结，又如何可能完成这样百试百验的结论？故无论是伊尹还是张仲景，都不会有这样奇绩的发明，而只能是广大劳动群众在不断与疾病斗争实践中，逐渐积累起来的丰硕成果。它有很长的历史发展过程，而绝不是亦不可能是某一个时代，更不要说某一个人，便能把它创造出来的。《汤液经法》的出世，即标志了辨证论治方法的长成，但《汤液经法》亦不会出于遥远的商代，更与伊尹无直接关系。至于张仲景，也不外是《汤液经法》的杰出传人。《汤液经法》已不可得，但经考证，《伤寒论》的主要内容源自于《汤液经法》。赖有仲景书则久经实践考验的辨证论治经验，幸而流传下来，对于辨证论治的研讨，则有了惟一可靠的蓝本。

《伤寒论》的辨证论治既是来自于实践，肯定它是客观存在的自然科学规律，以是过去用之有验，现在用之也验，将来用之必然还有验，这是无争的事实。不过时至今日，对于《伤寒论》的辨证论治的实质尚未真正理解，应对其进行深入的探讨。

二、六经与八纲是经方的基础理论

《伤寒论》以六经分篇，后世注家因有六经之辨只限于伤寒的说法。其实六经即来自于八纲，乃万病的总纲，为便于说明，以下先从八纲谈起。

（一）八纲

八纲，是指表、里、阴、阳、寒、热、虚、实而言。其实表、里之中还应有半表半里，按数来论本应是九纲，由于言表、里，即涵有半表半里在内的意思，故习惯常简称之为八纲，今依次说明于下。

1. 表、里和半表半里

此是病情反应的病位。表，指体表，即由皮肤、肌肉、筋骨等所组成的机体外在躯壳，则谓为表；若病邪集中反应于此体部时，即称之为表证。里，是人体的极里，即由食道、胃、小肠、大肠等所组成的消化管道，则谓为里；若病邪集中反应于此体部时，即称之为里证；半表半里，是指表之内、里之外，即胸腹两大腔间，为人体诸脏器所在之地，则谓为半表半里；若病邪集中反应于此体部时，即称之为半表半里证。

需要说明的是，表、里、半表半里三者，为固定的病位反应，即是说，不论什么病，就其病位反应来说，或为表，或为里，或为半表半里，虽亦有时其中二者或三者同时出现，但绝不出三者之外。必须强调：这里所说的病位，是指病邪反应的病位，不要误认为是病变所在的部位。就是说，即使是病变在里，但病邪集中反应于体表，即称之为表证亦或称之为邪在表或病在表；同理，虽病变、病灶在表，但病邪集中反应于人体里位，即称之为里证，亦或称之为邪在里，或病在里。余则同此，不再赘述。

2. 阴和阳

此指病变的性质。阴即阴性，阳即阳性的意思。人若患了病，正邪相争，未有不影响人体功能的改变，尤其首先是代谢功能的改变，而其改变，不是较正常为太过，便是较正常为不及。如其不及，则患病人体亦必相应要有衰退的、消沉的、抑制的等等一系列不及的病征反映出来，即称之为阴证。如其太过，则患病人体亦必有相应亢进的、发扬的、兴奋的等等一系列太过的病征反映出来，即称之为阳证。故疾病虽极复杂多变，但概言其为证，不为阳，便为阴。

3. 寒和热

从症状的性状来分类则有寒热两种，寒即寒性，热即热性的意思。若患病人体反应为寒性的证候者，即称之为寒证；反之，若患病人体反应为热性的证候者，即称之为热证。

4. 虚和实

虚指人虚、正气虚。实指病实、邪气实。病还未解而人的精力、正气已有所不支，人体的反应显示出一派虚衰的形象者，即称之为虚证。病势在进而人的精力、正气并亦不虚，人体的反应显示出一派充实的病症者，即称之为实证。

（二）六经

此指太阳、阳明、少阳的三阳，和少阴、太阴、厥阴的三阴而言，《伤寒论》虽称之为病，其实即是证，而且是来自于八纲。基于以上八纲的说明，所谓表、里、半表半里三者，均属病位的反应；所谓阴、阳、寒、热、虚、实六者，均属病情的反应。临床实践说明，病情必反应于病位，而病位亦必因有病情的反应而反映，故无病情则亦无病位，无病位则亦无病情，以是则所谓表、里、半表半里等证，同时都必伴有或阴、或阳、或寒、或热、或虚、或实的为证反应。同理则所谓阴、阳、寒、热、虚、实等证，同时亦都必伴有或表、或里、或半表半里的为证反应。由于寒、热、虚、实从属于阴阳，故无论表、里或半表半里的病位上，均当有阴阳两类不同的为证反应，这样三乘于二为六，即病见之于证的六种基本类型。

六经的实质是：太阳病实即表阳证；阳明病实即里阳证；少阳病实即半表半里阳证；少阴病实即表阴证；太阴病实即里阴证；厥阴病实即半表半里阴证。

三、方证是辨证的尖端

六经和八纲虽然是辨证的基础，并于此基础上即可制定施治的准则，不过若说临床实际的应用，这还是远远不够的。例如太阳病依法当发汗，但发汗的方药很多，是否任取一种发汗药即可用之有验呢？我们的答复是：不行！绝对不行！因为中医辨证不只是辨六经和八纲而已，更重要的是，还要通过它们再辨方药的适应证。太阳病当然须发汗，但发汗必须选用适应整体情况的方药。

如更具体地讲，即于太阳病的特征外，同时还要详审其他一切情况，来选用全面适应的发汗药，这才可能取得预期的疗效。即如太阳病，若同时出现头痛、发热、汗出、恶风者，则宜与桂枝汤；若同时出现头痛、发热、身痛、腰痛、骨节疼痛、恶风、无汗而喘者，则宜与麻黄汤；若同时出现项背强几几、无汗、恶风者，则宜与葛根汤；若同时出现脉浮紧、发热、恶寒、身疼痛、不汗出而烦躁者，则宜与大青龙汤……以上诸方虽均属太阳病的发汗法剂，但各有其不同的适应证，若用得其反不但无益反更有害。

方剂的适应证即简称之为方证，某方的适应证即称之为某方证。如桂枝汤证、麻黄汤证、柴胡汤证、白虎汤证、承气汤证等等。辨方证是六经八纲辨证的继续，亦即辨证的尖端，中医治病有无疗效，其主要关键就在于方证辨证是否正确。众所周知，农村常有以家藏秘方专治某病的医生，虽于辨证论治毫无所知，但于其秘方的应用，确心中有数因而往往有验。不过读者于此必须注意，凡是有验方剂，无论用者知与不知，若分析其主治（即方证），则均属六经八纲的细目，这是可以断言的。至于方证之辨，可详见《伤寒论》各章。

四、经方辨证论治的实质

辨六经，析八纲，再辨方证，以至施行适方的治疗，此即辨证论治一整套的方法体系，有如以上所述。不过这种治病方法的精神实质是什么？还有待进一步探讨。

基于前之六经八纲的说明，可得出这样的结论：即不论什么病，患病人体的反应，在病位则不出于表、里、半表半里，在病情则不出于阴、阳、寒、热、虚、实，在类型则不出于三阴三阳。验之于临床实践，这都是屡经屡见的事实。以是可知，则所谓六经八纲者，实不外是患病人体一般的规律反应。中医经方辨证即以它们为纲，中医施治，也是通过它们而制定施治的准则。故可肯定地说，中医的辨证论治，其主要精神，是于患病人体一般的规律反应的基础上，讲求疾病的通治方法。

（冯世纶）

第三节　辨证论治概要

按语　这篇文章曾作为学术报告稿在东直门医院院内学术交流，集中反映了胡希恕先生研究《伤寒论》的核心观点和主要成就，曾部分刊载于1980年底4期《北京中医学院学报》。冯世纶老师多次提到胡老对于学术研究的态度非常严谨，发表观点异常慎重，几近严苛，除反复讲授《伤寒论》与《金匮要略》等经典著作外，系统成文发表的东西仅此一篇。这对我们了解和研究先生的学术思想显得弥足珍贵！

一、仲景书取法于《汤液经》

辨证施治，是说明中医以药治病的方法，亦常被称为辨证论治，我以为辨证施治更较朴实些。本来嘛，有是证即用是药，还要引经据典地议论一番，干什么？旧时社会为了写给富贵老爷们看，显得自家儒气，便于售技讨饭，这种可怜相，现在没必要了，因此乃采用辨证施治，作为本文讨论的专题。

中医治病，之所以辨证而不辨病，是与它的发展历史分不开的，因为中医发展远在数千年前的古代，当时既没有进步科学为依据，又没有精良器械可利用，故势不可能有如近代西医面向病变的实质和致病的因素，以求疾病的诊断和治疗，而只有凭借人们的自然官能，与患病人体的症状反应，探索治病的方法经验，经实践复实践，不但促进了四诊的进步、药性的理解和方剂配制的发达，而且对于万变的疾病，亦终于发明了一般的规律反应，并于此一般规律反应的基础上，试验成功了通治一般疾病的种种验方，所谓《伊尹汤液经》即集验方的最早典籍，不过这亦和《神农本草经》《黄帝内经》一样，本是难以数计的民众，于长期不断的疾病斗争中所取得的丰硕成果，却记在帝王宰相们的功德簿上。《汤液经》见于《汉书·艺文志》，晋·皇甫谧于《甲乙经》序谓："仲景论广《伊尹汤液》为十数卷，用之多验。"可见仲景著作大都取材于《汤液经》，谓为论广者，当不外以其个人的学识经验，或间有博采增益之处，后人以用之多验。《汤液经》又已失传，遂多误为张氏独出心裁的创作，因有"方剂之祖""医中之圣"等无稽过誉的推崇。试问：在科学还不发达的古代，只是于变化莫测的疾病证候反映上，探求疾病一般的发展规律和治疗准则，并制定出种种必验的治方，若不是在长久的年代里和众多的人体上，历经千百万次的反复试验、观察，反复实践，又如何可能完成这样百试百验的精确结论？故无论伊尹或张仲景都不会有这样奇绩的发明，而只能是广大劳动群众，在不断的疾病斗争实践中，逐渐积累起来的伟大成果。它有很长的历史发展过程，而绝不是亦不可能是某一个时代，更不要说是某一个人便能把它创造出来的。《汤液经》的出世即标志了辨证施治的方法长成，但《汤液经》亦不会出于遥远的商代，更与伊尹拉不上关系，至于张仲景，也不外是《汤液经》的杰出传人。《汤液经》已不可得，赖有仲景书，则辨证施治的规律法则和多种多样的证治验方，幸得流传下来，此又不能不说是仲景功也。

仲景书本与《内经》无关，只以仲景序言中有“撰用《素问》《九卷》《八十一难》《阴阳大论》《胎胪药录》，并《平脉辨证》”的为文，遂使注家大多走向附会《内经》的迷途，影响后来甚大。其实细按其序文，绝非出自一人手笔，历来识者亦多疑是晋人作伪，近世杨绍伊辨之尤精，今择要介绍于下，以代说明。

杨绍伊在其所著《伊尹汤液经》中写道：“知者以此篇序文，读其前半，韵虽不高而清，调虽不古而雅，非骈非散，的是建安。天布五行，与省疾问病二段，则笔调句律，节款声响，均属晋音，试以伤寒例中词句，滴血验之，即知其是一家骨肉……再以文律格之，勤求古训，博采众方，在文法中为浑说，撰用《素问》《九卷》等五句，在文法中为详举，凡浑说者不详举，详举者不浑说，原文当是：感往昔之沦丧，伤横夭之莫救，仍勤求古训，博采众方，为《伤寒杂病论》，合十六卷。此本词自足，而体且简，若欲详举，则当云感往昔之沦丧，伤横夭之莫救，乃撰用《素问》《九卷》《八十一难》《阴阳大论》《胎胪药录》并《平脉辨证》为《伤寒杂病论》，合十六卷，不当浑说又后详举也。……且《素问》《九卷》《八十一难》《阴阳大论》三书，三阳三阴篇中无一语道及，辨脉平脉之答曰师曰类，又非仲景自作，其《伤寒例》一篇，为叔和之作，篇中已有明文。而《伤寒例》，即首引《阴阳大论》，篇中之语，亦悉出此三书，是三书乃叔和撰用之书，非仲景博采之书也。再以叔和撰次者证之，叔和撰次之篇有《平脉法》一篇，此撰用之书，有平脉辨证一种，此撰用之平脉辨证，即平脉法出处之注脚，平脉法即为出于平脉辨证，则平脉辨证必非仲景所博采。又三阳三阴篇中，叔和撰次之可考，见者，除问曰答曰之辨脉法类，与问曰师曰之平脉法类外，无第三类，此撰用之书，除《素问》《九卷》《八十一难》《阴阳大论》三书，为撰《伤寒例》之书外，亦惟《胎胪药录》《平脉辨证》二种，平脉法之问曰师曰类，既为出于平脉辨证，则辨脉法之问曰答曰类，必为出于《胎胪药录》无疑，由是言之，叔和之作伪，实欲自见其所撰用之书，下之二段为自述其渊源所自而已。”

仲景书古文古奥，本来难读，向来读者又惑于叔和的伪序，大都戴上了《内经》的带色眼镜，因而不可能更客观地看待仲景书，惟其如此，也就不可能通过仲景书，以阐明辨证施治的方法体系和其精神实质了。中医的辨证施治，是广大劳动群众与疾病斗争实践中总结出来的，而不是什么生而知之的圣人创造出来的，关于这一点，是无人加以否认的吧？惟其是来自于实践，当然必有其客观的形式和真理，形式即以上所说的辨证施治的方法体系，真理即以上所说的辨证施治的精神实质。但此实践的总结，今只有见之于仲景书，则于辨证施治的研究，若舍仲景书，又于何处求之呢？本文即透视仲景书的证治精神，并结合临证的实践而进行深入探讨。

二、论六经与八纲

经方辨证主要是六经八纲，经方施治，亦主要是在六经八纲基础上制定治疗的准则，所以对于经方辨证施治的研究，则六经和八纲是首应探讨的核心问题，为便于说明，以下先从八纲谈起。

（一）八纲

八纲是指表、里、阴、阳、寒、热、虚、实而言，其实表、里的中间还应有个半表半里，按数来讲本来是九纲，由于言表里，即含有半表半里在内的意思，故习惯常简称之为八纲，今依次述之于下。

1. 表、里和半表半里

表指体表，即由皮肤、肌肉、筋骨等所组成的机体外在躯壳，则谓为表，若病邪集中地反应于此体部，即称之为表证。里指机体的极里面，即由食道、胃、小肠、大肠等所组成的消化管道，则谓为里，若病邪集中地反应于此体部，即称之为里证。半表半里指表之内、里之外，即胸腹二大腔间，为诸脏器所在之地，则为半表半里，若病邪集中反应于此体部，即称之为半表半里证。总之，表、里、半表半里三者，为固定的病位反映，或为表，或为里，或为半表半里，虽有时表与里、或与半表半里，或半表半里与里，或表与半表半里、又与里同时出现，但绝不出此三者范围。

按以上所谓病位，是指病邪所反映的病位，不是指病变所在的病位，虽病变在里，但病邪集中地反映于表位，中医称之为表证，亦或称之为邪在表、或病在表。反之，虽病变在表，但病邪集中反映于里位，中医即称之为里证，亦或称之为邪在里、或病在里，以下同此，不另说明。

2. 阴和阳

阴指阴性证，阳指阳性证。人如患了病，未有不影响机体的功能改变的，尤其首先是代谢功能的改变，而其改变不是较正常为太过，便是较正常为不及，如其太过，则患病机体亦必相应的要有亢进的、发扬的、兴奋的等等这类太过的病征反映出来，即称之为阳证。如其不及，则患病机体，亦必相应的要有衰退的、消沉的、抑制的等等这类不及的病征反映出来，即称之为阴证。故疾病虽极复杂多变，但概言其为证，不为阴，便为阳。

3. 寒和热

寒指寒性证，热指热性证，若患病机体反映为寒性的证候者，即称之为寒证。若患病机体反映为热性证候者，即称之为热证。基于以上阴阳的说明，则寒为不及，当亦阴之属，故寒者亦必阴，则热为太过，当亦阳之属，故热者亦必阳。不过寒与热，是一具有特性的阴阳，若泛言阴则不定必寒，若泛言阳则不定必热，故病有不寒不热者，但绝无不阴不阳者。

4. 虚和实

虚指人虚，实指病实，病还未解，而人的精力已有所不支，机体的反映显示出一派虚衰的形象者，即称之为虚证。病势在进，而人的精力并亦不虚，机体反映显示出一派充实的病征者，即称之为实证。由于以上的说明，可见虚实亦和寒热一样，同属阴阳中的一种特性，不过寒热有常，而虚实无常、寒热有常者，即如上述，寒者必阴，热者必阳，在任何情况下永无变异之谓。但虚实则不然，当其与寒交错互见时，而竟反其阴阳，故谓无常，即如虚而寒者，当然为阴，但虚而热者，反而为阳。实而热者，当然为阳，但实而寒者，反而为阴。以是则所谓阳证，可有或热、或实、或亦热亦实、或不热不实、或热而虚者，则所谓阴证，可有或寒、或虚、或亦虚亦寒、或不寒不虚、或寒而实者，此可以下表明之（见表1）。

表1　证之阴阳寒热虚实

阳证						阴证					
种类	阳	寒	热	虚	实	种类	阴	寒	热	虚	实
阳证	★					阴证	☆				
阳热证	★		★			阴寒证	☆	☆			
阳实证	★				★	阴虚证	☆			☆	
阳实热证	★		★		★	阴虚寒证	☆	☆		☆	
阳虚热证	★		★	★		阴实寒证	☆	☆			☆

（二）六经

六经是指太阳、阳明、少阳的三阳，和太阴、少阴、厥阴的三阴而言，《伤寒论》虽称之为病，其实即是证，而且是来自于八纲，今先就其相互关系说明于下。

基于以上八纲的说明，则所谓表、里、半表半里三者，均属病位的反映，则所谓阴、阳、寒、热、虚、实六者，均属病情的反映，不过病情势必反映于病位，而病位亦必因有病情的反映而反映，故无病情则亦无病位，无病位则亦无病情，以是则所谓表、里、半表半里等证，同时都必伴有或阴、或阳、或寒、或热、或虚、或实的为证反映，同理则所谓阴、阳、寒、热、虚、实等证，同时亦都必伴有或表、或里、或半表半里的为证反映，由于寒、热、虚、实从属于阴、阳，故无论表、里、或半表半里，均有阴阳二类不同的为证反映，三而二之为六，即病之见于证的六种基本类型，亦即所谓六经者是也，今示其相互关系如下表（表2）。

表2　病位、病情与六经

八纲		六经
病位	病情	
表	阳	太阳病
里	阳	阳明病
半表半里	阳	少阳病
里	阴	太阴病
表	阴	少阴病
半表半里	阴	厥阴病

按：中医的发展原是先针灸而后汤液，以经络名病习惯已久，《伤寒论》沿用以分篇，本不足怪，全书始终贯穿着八纲辨证精神，大旨可见。惜大多注家执定经络名称不放，附会《内经》诸说，故终弄不清辨证施治的规律体系，更谈不到透视其精神实质了。其实六经即是八纲，经络名称本来可废，不过本文是通过仲景书的阐明，为便于读者对照研究，因并存之，《伤寒论》对于六经各有概括的提纲，今照录原文，并略加注语如下：

“太阳之为病，脉浮，头项强痛而恶寒。”

［**注解**］太阳病，即表阳证，大意是说，太阳病是以脉浮、头项强痛而恶寒等一系列证候为特征的。即是说，无论什么病，若见有脉浮、头项强痛而恶寒者，即可确断为太阳病证，便不会错误的。

“阳明之为病，胃家实是也。”

［注解］阳明病，即里阳证。胃家实，谓病邪充实于胃肠的里面，按之硬满而有抵抗或压痛的意思。大意是说，凡病胃家实者，即可确断为阳明病。

“阳明外证云何？答曰：身热汗自出，不恶寒，反恶热也。”

［注解］胃家实，为阳明病的腹证，此外还有阳明病的外证，可供我们诊断。身热、汗自出、不恶寒、反恶热这一系列证候，即其外证。凡病见此外证者，亦可确断为阳明病。

“少阳之为病，口苦，咽干，目眩也。”

［注解］少阳病，即半表半里阳证，大意是说，少阳病是以口苦、咽干、目眩等一系列证候为特征的。凡病见此特征者，即可确断为少阳病。

“太阴之为病，腹满而吐，食不下，自利益甚，时腹自痛，若下之，必胸下结不硬。”

［注解］太阴病，即里阴证，大意是说，太阴病是以腹满而吐、食不下、自利益甚、时腹自痛等一系列证候为特征的，凡病见此一系列证候者，即可确断为太阴病。太阴病的腹满为虚满，与阳明病胃家实的实满大异，若误以实满而下之，则必益其虚，将致胸下结硬之变。

“少阴之为病，脉微细，但欲寐也。”

［注解］少阴病，即表阴证，这是对照太阳病说的，大意即是说，若前之太阳病，脉见微细，并其人但欲寐者，即可确断为少阴病。

“厥阴之为病，消渴，气上撞心，心中痛热，饥而不欲食，食则吐蛔，下之利不止。”

［注解］厥阴病，即半表半里阴证，大意是说，厥阴病常以消

渴、气上撞心、心中痛热、饥而不欲食、食则吐蛔等一系列证候为特征的。凡病见此一系列证候者，即可确断为厥阴病。半表半里证不可下，尤其阴证更当严禁，若不慎而误下之，则必致下利不止之祸。

按以上只是说明一下大意，至于详解，均见于分论各章，故此从略。

（1）表里相传和阴阳转变：在疾病发展的过程中，病常自表传入于里、或传入于半表半里、或自半表半里传入于里、或自表传入于半表半里而再传入于里，此即谓表里相传。病本是阳证，而后转变为阴证；或病本是阴证，而后转变为阳证，此即谓为阴阳转变。

（2）并病和合病：病当表里相传时，若前证未罢，而后证即作，有似前证并于后证一起而发病，因名之为并病，如太阳阳明并病、少阳阳明并病等均属之。若不因病传，于发病之始，则表、里、半表半里中的二者、或三者同时发病，即谓为合病，如太阳阳明合病、三阳合病等均属之。

（3）六经八纲辨证的顺序：关于六经和八纲，已述如上，兹顺便谈一下有关辨证的顺序问题。病之见于证，必有病位，复有病情，故八纲只有抽象，而六经乃具实形。八纲虽为辨证的基础（因六经亦来自八纲），但辨证宜从六经始（以其有定形）。《伤寒论》以六经分篇，就是这个道理。六经既辨，则表里分而阴阳判，然后再进行寒热虚实的分析，以明确阴阳为证实质。至此则六经八纲俱无隐情了，是亦自然而然的辨证顺序也。

按半表半里为诸脏器所在之地，病邪充斥于此体部，往往诱使某一脏器或某些脏器发病，以是则证情复杂多变不如表里为证单纯容易提出概括的特征，即如少阳病的口苦、咽干、目眩，虽可说明半表半里的阳热证，但阳证不热或少热，即不定有此特征。至于厥阴病所述，亦只是对照少阳病一些证候说的（参看分论），尤其不够概括，以是则少阳、厥阴之辨，便不可专凭上述的特征为依据，而不得不另想辨证之道了，其法亦很简易，因为表、里易知，阴、阳易辨，若病既不属表又不属里，当然即属半表半里；其为阳证则属少阳，其为阴证则属厥阴，《伤寒论》三阳篇先太阳次阳明而后少阳，三阴篇先太阴次少阴而后厥阴，均将半表半里置于最后，即暗示人以此意。有的后世注者以其排列与《内经》传经的次序同，因附会《内经》按日主气之说，谓病依次递传周而复始，不但仲景书中无此证治实例，而且实践证明亦没有阳明再传少阳之病，尤其六经传遍又复回传太阳，真可称为怪哉病了。至于三阳先表后里，三阴先里而后表，乃从以外为阳，里为阴，故阳证之辨因从表始，阴证之辨因从里始，别无深意。

三、论治则

此所谓治则，即通过六经八纲的施治准则，今略述于下。

太阳病，病在表宜发汗，不可吐下，如桂枝汤、麻黄汤、葛根汤等均属太阳病的发汗剂。

少阴病，虽与太阳病同属表证，亦宜汗解，但发汗须酌加附子、细辛等温性亢奋药，如桂枝加附子汤、麻黄附子甘草汤、麻黄附子细辛汤等，均属少阴病的发汗剂。

阳明病，热结于里而胃家实者，宜下之，但热而不实者，宜清热。下剂如承气汤；清热如白虎汤。若胸中实，则宜吐，不宜下，吐剂如瓜蒂散。阳明病不宜汗。

太阴病，虚寒在里只宜温补，汗、下、吐均当严禁。

少阳病，病在半表半里，只宜和解，汗、下、吐均非所宜，如柴胡汤、黄芩汤等，皆少阳病的解热合剂。

厥阴病，虽与少阳病同属半表半里，法宜和解而禁汗、下、吐的攻伐，但和宜温性强壮药，如当归四逆汤、乌梅丸等均属之。

寒者热之，热者寒之：寒者热之者，谓寒证宜温热以驱其寒，如干姜、附子、乌头等配剂属之。热者寒之者，谓热证宜寒凉药以除其热，如栀子、黄芩、石膏等配剂属之。

虚者补之，实者攻之：虚者补之者，谓虚证宜强壮药以补益其不足，汗、下、吐均当禁用。实者攻之者，谓实证宜以汗、下、吐等法彻底以攻除其病，强壮补益等药大非所宜，例如理中汤、建中汤等皆补虚剂；麻黄汤、承气汤等皆攻实剂也。

按表、里、阴、阳之治已括于六经，故于八纲只出寒、热、虚、实四则。

四、论方证

六经和八纲，虽然是辨证的基础，并且于此基础上，亦确可制定施治的准则，有如上述，不过若说临证的实际应用，这还是远远不够的，例如太阳病依法当发汗，但发汗的方剂为数很多，是否任取一种发汗药即可用之有效呢？我们的答复是：不行、绝对不行。因为中医辨证，不只要辨六经八纲而已，而更重要的是还必须通过它们以辨方药的适应证，太阳病当然须发汗，但发汗必须选用适应整体情况的方药，如更具体地讲，即于太阳病的一般特征外，还要细审患者其他一切情况，来选用全面适应的发汗药，这才可能取得预期的疗效，即如太阳病，若发热、汗出、恶风、脉缓者，则宜与桂枝汤；若无汗出、身体疼痛、脉紧而喘者，则宜与麻黄汤；若项背强几几、无汗、恶风者，则宜与葛根汤；若脉浮紧、发热、恶寒、身疼痛、不汗出而烦躁者，则宜与大青龙汤。以上诸方，虽均属太阳病的发汗法剂，但各有其固定的适应证，若用得其反，不但无益，反而有害。方药的适应证，即简称之为方证；某方的适应证，即称之为某方证，如桂枝汤证、麻黄汤证、葛根汤证、大青龙汤证、柴胡汤证、白虎汤证等等。方证是六经八纲辨证的继续，亦即辨证的尖端，中医治病有无疗效，其主要关键就是在于方证是否辨得正确。不过方证之辨，不似六经八纲简而易知，势须于各方的具体证治细玩而熟记之，详见分论各章，于此从略。

五、论辨证施治实质

辨六经，析八纲，再辨方证，以至施行适方的治疗，此即中医辨证施治的方法体系，已略述如前，不过中医辨证施治，究竟治的疾病什么？是一种什么治病的方法？这是关系辨证施治的精神实质问题，对于中医的理解甚关重要，因特提出讨论如下。

基于前之六经八纲的说明，可得出这样的结论：即不论什么病，而患病人体的反应，在病位则不出于表、里、半表半里，在病情则不出于阴、阳、寒、热、虚、实，在类型则不出于三阴三阳。验之于临床实践，这都是屡经屡见的事实。以是可知，则所谓六经八纲者，实不外是患病人体一般的规律反应。中医经方辨证即以它们为纲，中医施治也是通过它们而制定施治的准则。故可肯定地说，中医的辨证施治，其主要精神，是于患病人体一般的规律反应的基础上，讲求疾病的通治方法。为了便于读者理解，兹以太阳病为例释之如下。

如前所述，太阳病并不是一种个别的病，而是以脉浮、头项强痛而恶寒等一系列的证候为特征的一般的证。有如感冒、流感、肺炎、伤寒、麻疹等等，于初发病时，经常发作这样太阳病之证，中医即依治太阳病的发汗方法治之，则不论原发的是什么病（西医诊断病更是如此），均可给以彻底治愈。试想，以基本不同的各种病，而竟都发作太阳病这样相同的证，这不是患病人体一般的规律反应吗？依治太阳病证的同一发汗方法，而能治愈各种基本不同的病，这不是于患病人体一般的规律反应的基础上，而讲求疾病的通治方法吗？再就方证的说明来看，对于六经八纲治则的执行，势必遵循适应整体用药的严格要求，显而易见，则中医的辨证施治，还具有适应整体治疗的另一精神，也就是说，中医辨证施治，虽然是于患病人体一般规律反应的基础上，讲求疾病的通治方法，但同时必须在适应整体的情况下施行之。若为中医辨证论治下一个简明的定义，那就是：于患病人体一般的规律反应的基础上，而适应整体、讲求疾病的通治方法。众所周知，中医以一方常治多种病，而一种病常须多方治疗，即这种治疗精神的有力证明。

于疾病一般的规律反应的基础上，而讲求疾病的通治方法，这确是祖国医学的伟大发明，但为什么疾病会有六经八纲一般的规律反应，此为有关辨证施治所以有验的理论根据，故有加一探讨的必要，因略述浅见以供参考。

对于辨证施治的精神，虽如上述，但它究竟治疗疾病的实质是什么？这一本质的问题还未明确，因而也就无从知其所以有验的道理。解答这个问题，只有弄清患病人体之何以会有六经八纲这样一般的规律反应才行。基于唯物辩证法“外因是变化的条件，内因是变化的依据，外因通过内因而起作用”这一普遍真理，则患病人体之所以有六经八纲这样一般的规律反应，其主要原因，当亦不是由于疾病的外在刺激，而是由于人体抗御疾病机制的内在作用。众所周知，冬时天寒则多溺，夏时天热则多汗。假如反其道而行之，人于夏时当不胜其热，而于冬时将不胜其寒，此皆人体抗御外来刺激的妙机。若论疾病的侵害，则远非天时的寒热所能比，人体自有以抗御之，又何待言！中医谓为正邪交争者，意即指此，屡有不治即愈的病，均不外于正胜邪却的结果。不过往往由于自然良能的有限，人体虽不断斗争，而病终不得解，所谓“邪之所凑，其气必虚”，于是则正邪相拒的情况，亦随时以证的形式反映出来。如所谓表证，即是人体欲借发汗的机转，自体表以解除其病的反应。如所谓里证，即是人体欲借排便或涌吐的机转，自消化管道以解除其病的反应。如所谓半表半里证，即是人体欲借诸脏器的功能协力，自呼吸、大小便、出汗等方面以解除其病的反应。此为基于人体的自然结构，势所必然的对病斗争的有限方式，以是则表、里、半表半里便规定了凡病不逾的病位反应。若人体的功能旺盛，则就有阳性的一类证反应于病位；若人体的功能沉衰，则就有阴性的一类证反应于病位。

一句话，疾病侵入于人体，人体即应之以斗争，疾病不除，斗争不已，以是则六经八纲便永续无间地而见于疾病的全过程，成为凡病不逾的一般的规律反应。古人于此早就有明确的认识，以下介绍有关论说，以供参考。

《素问·评热病论》曰："今邪气交争于骨肉，而得汗出者，是邪却而精胜也。精胜则当能食，而不复热。复热者，邪气也。汗者，精气也。今汗出而辄复热者是邪胜也，不能食者，精无俾也。病而留者，其寿可立而倾也。"

此段大意是说：今邪气与精气、正气交争于体表的骨肉间，此原是人体欲借以发汗的机转而解除病邪，故一般说来能得汗出者，大都是病邪却而精气胜。精气来自谷气，化生于胃，如果精气真胜，则其人当能食。邪气使人发热，如果邪气真却，则必不复热，若复热，为邪气还在，汗出，为精气外越，今汗出而还发热，显系邪胜而精亡，而不得谓为邪却而精胜也。若更不能食，则精气断绝而邪气独留，故不免于死。

《伤寒论》第9条："血弱气尽，腠理开，邪气因入，与正气相搏，结于胁下，正邪分争，往来寒热，休作有时，嘿嘿不欲食，脏腑相连，其痛必下，邪高痛下，故使呕也，小柴胡汤主之。"

这一条是说，伤寒初作，则邪气与精气交争于骨肉，即太阳病在表的一般病理过程。若精气已不足拒邪于外，则退而卫于内。以是则体表的血弱气尽，腠理遂不密守而开，邪乃乘虚入于半表半里，与正气相搏，结于胁下，因而胸胁苦满，这就进入少阳病的病理阶段了。正邪分争，即正邪相拒的意思。正进邪退，病近于表则恶寒，邪进正退，病近于里则恶热，故往来寒热。分争时则寒热作，否则寒热亦暂息，故休作有时。热邪郁集于胸胁，故嘿嘿不欲饮食。胸胁之处，上有心肺，旁及肝脾，下接胃肠，故谓脏腑相连。邪热激动胃肠中的水气，则腹痛。邪高于胸胁之上，而痛在胃肠之下，故使其人欲呕，此宜小柴胡汤主之。

按：以上《内经·素问》一段虽是论阴阳交的死证，但与表证时，人体欲汗的抗病机制同理，尤其对或精胜或邪胜的阐述均颇精详。《伤寒论》一段，是说太阳病自表传入半表半里，亦由于人体抗病机制的改变所致。古人对于疾病的体验，达到如此精深境界，正所谓实践出真知也。

六经八纲的来历既明，对照前述的治则，显而易见，则中医的辨证施治，恰为适应人体抗病机制的一种原因疗法，其所以有验自非偶然。为证明所言非虚，再以太阳病证为例释之。

如前所述，太阳病是以脉浮、头项强痛而恶寒等一系列证候为特征的，今就这些证候分析如下。

（1）脉浮：这是由于浅在动脉的血液充盈所致。

（2）头项强痛：因为上体部血液充盈的程度为甚，故在上的头项体部，更感有充胀和凝滞性的痛疼。

（3）恶寒：体表的温度升高，加大了与外界气温的差距，故觉风寒来袭的可憎。

由于以上的证候分析，正足以说明人体已把大量体液和邪热，驱集于上半身广大的机体表面，欲汗出而不得汗出的一种情况。太阳病的治则是发汗，这不正是适应人体欲汗出的病机，而使达到汗出的原因疗法吗？由以上可看出，适应人体的抗病机制的治疗，可以说是最理想的一种原因疗法，即号称进步的近代西医，恐亦不免以为是一种理想而已。但中医的辨证论治，其实质不是别的，而恰是这种最理想的治疗方法，辨证施治是中医的瑰宝，其科学内涵应珍视和发扬。

六、论食水瘀血致病

食、水、瘀血三者，均属人体的自身中毒，为发病的根本原因，亦是中医学的伟大发明，因特提出讨论于下。

（一）食毒

食毒，大都不善摄生、饮食无节，因致肠胃功能障碍，或宿食不消，或大便秘结而使废物不得及时排出而促使毒物的吸收，因成自身的一种中毒证，仲景书中谓为宿食者，即食毒的为病，今择要述之。

“脉紧如转索无常者，有宿食也。”

［注解］脉按之紧，而寻其内有如转索起落无常，实即滑急之脉，为有宿食的脉应。

“脉紧，头痛，风寒，腹中有宿食不化也。”

［注解］脉紧、头痛，乃风寒表邪常见证，但腹中有宿食不化，亦每见之，不可不知。

“问曰：病有宿食，何以别之？师曰：寸口脉浮而大，按之反涩，尺中亦微而涩，故知有宿食，大承气汤主之。”

［注解］见大承气汤条。

“脉数而滑者，实也，此为有宿食，下之愈，宜大承气汤。”

［注解］见大承气汤条。

“下利不欲食者，有宿食也，当下之，宜大承气汤。”

［注解］见大承气汤条。

“宿食在上脘，当吐之，宜瓜蒂散。”

［注解］见瓜蒂散条。

（二）水毒

水毒大多由于肾功能障碍而使液体废物蓄积的结果，他如汗出当风、久伤取冷亦往往使欲自皮肤排出的废物滞留于体内，因成自身中毒证。仲景书中谓为湿、饮、水气者，即皆水毒之属，今择述如下。

“太阳病，关节疼痛而烦，脉沉而细者，此名湿痹，湿痹之候，小便不利，大便反快，但利其小便。”

[注解] 太阳病关节疼痛而烦，颇似伤寒表实证，但伤寒脉浮紧，今脉沉而细，乃湿着痹闭之应。小便不利，湿着不行，水谷不别，大便反快，此为湿痹之候，故但当利其小便则治。

“湿家之为病，一身尽疼，发热，身色如熏黄也。”

[注解] 一身尽疼，发热，为湿热俱盛之候，湿家病此，身必发黄。

“湿家，其人但头汗出，背强，欲得被覆向火，若下之早则哕，或胸中满小便不利、舌上如苔者，以丹田有热，胸中有寒，渴欲得饮而不能饮，故口燥烦也。”

[注解] 湿家系在太阴，若转属阳明，湿散而热实者，原可议下，今其人但头汗出，里还不实，背强、欲得被覆向火，寒湿仍盛，此即下之，故责其过早。胃被攻伐遂虚，湿乘逆膈故哕，甚或水气逆而不下，则胸满小便不利，水逆于上，而热陷于下，因以丹田有热，胸上有寒明之。舌白滑如苔，即有热之候。热则渴欲得饮，水气逆于上，竟不能饮，以是则口燥烦也。

“湿家身烦疼，可与麻黄加术汤发其汗为宜，慎不可以火攻之。”

[注解] 见麻黄加术汤条。

“病者一身尽疼，发热，日晡所剧者，名风湿，此病伤于汗出当风、或久伤取冷所致也，可与麻黄杏仁薏苡甘草汤。”

[注解] 见麻黄薏苡甘草汤条。

“风湿，脉浮、身重、汗出恶风者，防己黄芪汤主之。”

[注解] 见防己黄芪汤条。

“伤寒八九日，风湿相抟，身体疼烦，不能自转侧，不呕，不渴，脉浮虚而涩者，桂枝附子汤主之；若大便坚，小便不利者，去桂加白术汤主之。”

［注解］见桂枝附子汤条。

“风湿相抟，骨节疼烦，掣动不得屈伸，近之则痛剧，汗出短气，小便不利，恶风不欲去衣，或身微肿者，甘草附子汤主之。”

［注解］见甘草附子汤条。

“问曰：四饮何以为异？师曰：其人素盛今瘦，水走肠间，沥沥有声，谓之痰饮；饮后水流在胁下，咳唾引痛，谓之悬饮；饮水流行，归于四肢，当汗出而不汗出，身体疼重，谓之溢饮；咳逆倚息，气短不得卧，其形如肿，谓之支饮。”

［注解］水不化气外充形体，而反下走肠间，故其人素盛今瘦，肠鸣沥沥有声，此为痰饮。其流于胁下，咳唾引痛者，则为悬饮；其归于四肢而身体疼重者，则为溢饮；其上迫于肺，咳逆倚息不得卧者，则为支饮。

“夫心下有留饮，其人背寒冷如掌大。”

［注解］水性寒，故胃中有留饮，则当胃的背部寒冷如掌大。

“膈上病痰，喘满咳吐，发则寒热，背痛腰疼，目泣自出，其人振振身瞤剧，必有伏饮。”

［注解］膈上病痰，则势必喘满咳吐，由于潜伏有水饮，往往因风寒而发作，发则寒热背痛腰疼，有似外感，但喘满咳唾，目泣自出，其人振振身瞤剧，皆饮之为状，故知其必有伏饮。

“夫病人饮水多，必暴喘满，凡食少饮多，水停心下，甚者则悸，微者短气。”

［注解］病人胃气未复，若饮水过多，停而不消，上迫胸膈必暴喘满，食少者胃气多虚，故凡食少而饮多者，势必留饮不消而为水停心下证，其剧甚者则心悸，轻微者则短气。

“病痰饮者，当以温药和之。”

［注解］胃须温而健，饮须温而行，故胃气虚而病痰饮者，当以温药和之。

“心下有痰饮，胸胁支满，目眩，苓桂术甘汤主之。”

［注解］见苓桂术甘汤条。

“夫短气有微饮，当从小便去之，苓桂术甘汤主之；肾气丸亦主之。”

［注解］见苓桂术甘汤条。

“病者脉伏，其人欲自利，利反快，虽利心下续坚满，此为留饮欲去故也，甘遂半夏汤主之。”

［注解］见甘遂半夏汤条。

“脉沉而弦者，悬饮内痛，病悬饮者，十枣汤主之。”

［注解］见十枣汤条。

“病溢饮者，当发其汗，大青龙汤主之；小青龙汤亦主之。”

［注解］见大青龙汤条。

“膈间支饮，其人喘满，心下痞坚，面色黧黑，其脉沉坚，得之数十日，医吐下之不愈，木防己汤主之，虚者即愈，实者三日复发，复与不愈者，宜木防己汤去石膏加茯苓芒硝汤主之。”

［注解］见木防己汤条。

“心下支饮，其人苦冒眩，泽泻汤主之。”

[注解] 见泽泻汤条。

“支饮胸满者，厚朴大黄汤主之。”

[注解] 见厚朴大黄汤条。

“呕家本渴，渴者为欲解，今反不渴，心下有支饮故也，小半夏汤主之。”

[注解] 见小半夏汤条。

“腹满，口舌干燥，此肠间有水气，己椒苈黄丸主之。”

[注解] 见己椒苈黄丸条。

“卒呕吐，心下痞，肠间有水，眩悸者，半夏加茯苓汤主之。”

[注解] 见小半夏加茯苓汤条。

“假令瘦人，脐下有悸，吐涎沫而颠眩，此水也，五苓散主之。”

[注解] 见五苓散条。

“咳家，其脉弦，为有水，十枣汤主之。”

[注解] 见十枣汤条。

“久咳数岁，其脉弱者，可治；实大数者，死。其脉虚者，必苦冒眩，其人本有支饮在胸中故也，治属饮家。”

[注解] 久咳脉弱，人虽虚而病不实，故为可治。若实大数，人虚则病实，故必死。其脉虚者，以本有支饮在胸中，则必苦冒眩，去其饮则咳与冒眩当均治，故谓治饮家。

“咳逆倚息不得卧，小青龙汤主之。”

[注解] 见小青龙汤条。

"师曰：病有风水，有皮水，有正水，有石水，有黄汗。风水其脉自浮，外证骨节疼痛，恶风；皮水其脉亦浮，外证跗肿，按之没指，不恶风，其腹如鼓，不渴，当发其汗；正水其脉沉迟，外证自喘；石水其脉自沉，外证腹满不喘；黄汗其脉沉迟，身发热，胸满，四肢头面肿，久不愈，必致痈脓。"

[**注解**] 水肿而兼外邪者为风水，故其脉浮、骨节疼痛而恶风。水行皮中为皮水，皮在外故脉亦浮，无外邪故不恶风，以水在皮故其腹如鼓，而内空无物，水在外而不渴者，当发其汗。正水在里，故脉沉迟，以水位于上则外证自喘。石水亦在里，故脉自沉，以位于下，则外证腹满而不喘。黄汗汗出沾衣如柏汁，其脉沉迟为里虚，湿热外郁，故身热、胸满、四肢头面肿，久则伤及荣血必致痈脓。

"脉得诸沉，当责有水，身体肿痛，水病脉出则死。"

[**注解**] 凡脉得诸沉，当责有水，则身体肿痛，水病而脉反暴露于外者，死。

"夫水病人，目下有卧蚕，面目鲜泽，脉伏，其人消渴。病水腹大、小便不利、其脉沉绝者，有水，可下之。"

[**注解**] 目下肿如卧蚕、面目鲜泽、脉伏，皆水病的为候。饮水则聚而不化，故其人消渴。若病水腹大、小便不利以至其脉沉绝者，此里有水，可下之。

"问曰：病下利后，渴欲饮水，小便不利，腹满因肿者，何也？答曰：此法当病水，若小便自利及汗出者，自当愈。"

[**注解**] 下利后，以体液亡失，故渴欲饮水，但胃气未复，多饮难消，若更小便不利、腹满因肿者，此为病水。若小便自利和汗出，则水有出路，而不至病水，病当自愈。

"师曰：诸有水者，腰以下肿，当利小便，腰以上肿，当发汗乃愈。”

[**注解**] 腰以下肿，水有趋下之势，故当顺势以利小便。腰以上肿，水有向外之机，故当适机以发汗。

“问曰：病有血分、水分何也？师曰：经水前断后病水，名曰血分，此病难治；先病水后经断，名曰水分，此病易治。何以故，去水其经自下。”

[**注解**] 经断后而病水，则水因以经断而致，应责在血，因称之为血分；若先病水而后经断，则经断以病水所致，因称之为水分。血分病深故难治，水分病浅故易治。

按：水病有血分水分之别，并不限于妇人，男人亦同，以上设例述之，不过为了易于理解，今之肝硬化腹水即属血分。

“风水，脉浮、身重、汗出、恶风者，防己黄芪汤主之。”

[**注解**] 见防己黄芪汤条。

“风水，恶风，一身悉肿，脉浮不渴，续自汗出，无大热，越婢汤主之。”

[**注解**] 见越婢汤条。

“皮水为病，四肢肿，水气在皮肤中，四肢聂聂动者，防己茯苓汤主之。”

[**注解**] 见防己茯苓汤条。

“里水，越婢加术汤主之；甘草麻黄汤亦主之。”

[**注解**] 见越婢加术汤条。

“水之为病，其脉沉小属少阴，浮者为风，无水虚胀者为气。水发其汗即已，脉沉者，宜麻黄附子汤；浮者，宜杏子汤。”

［**注解**］见麻黄附子汤条。

“问曰：黄汗之病，身体肿，发热，汗出而渴，状如风水，汗色正黄如柏汁，脉自沉，何从得之？师曰：以汗出入水中浴，水从汗孔入得之，宜芪芍桂酒汤主之。”

［**注解**］见黄芪芍药桂枝苦酒汤条。

“心下坚，大如盘，边如旋盘，水饮所作，枳术汤主之。”

［**注解**］见枳术汤条。

（三）瘀血

瘀血古人亦谓为恶血，它不但失去血液的功能，而反足以为害，故亦可称之为血毒。妇人由于月经障碍或产后恶露不尽，均可致恶血的蓄积。男人瘀血大都来自于遗传、他如外伤、疮痈以及内脏炎症、出血等，亦均可促使瘀血的形成。仲景书中对瘀血的证治论述亦多，今略述如下。

“病人胸满，唇痿，舌青，口燥，但欲漱水，不欲咽，无寒热，脉微大来迟，腹不满，其人言我满，为有瘀血。”

［**注解**］此胸满与热入血室的胸胁下满同，和唇痿、舌青均为瘀的应征。热在血分，故但欲漱水不欲咽；不关乎风邪，故外无热。脉大来迟，为瘀血的脉应。以上皆瘀血之候，病人见此，故肯定为有瘀血。

“病人如热状，烦满，口干燥而渴，其脉反无热，此为阴伏，是瘀血也，当下之。”

［**注解**］病人如热状，即指烦满、口干燥而渴等症言，但诊其脉反无热象，此为有热潜伏于阴血，肯定是瘀血也，当下其瘀血。

“妇人宿有癥病，经断未及三月，而得漏下不止，胎动在脐上者，为癥痼害。妊娠六月动者，前三月经水利时胎也。下血者，后断三月，衃也。所以血不止者，其癥不去故也，当下其癥，桂枝茯苓丸主之。”

[注解] 见桂枝茯苓丸条。

“师曰：产妇腹痛，法当以枳实芍药散，假令不愈者，此为腹中有干血着脐下，宜下瘀血汤主之。”

[注解] 见下瘀血汤条。

“问曰：妇人年五十，所病下利数十日不止，暮即发热，少腹里急，腹满，手掌烦热，唇口干燥，何也？师曰：此病属带下，何以故？曾经半产，瘀血在少腹不去，何以知之？其证唇口干燥，故知之，当以温经汤主之。”

[注解] 见温经汤条。

“五劳虚极羸瘦，腹满不能食，食伤、忧伤、饮伤、房室伤、饥伤、劳伤、经络荣卫气伤、内有干血、肌肤甲错、面目黯黑者，缓中补虚，大黄䗪虫丸主之。”

[注解] 见大黄䗪虫丸条。

“太阳病不解，热结膀胱，其人如狂，血自下，下者愈，其外不解者，尚未可攻，当先解其外，外解已，但少腹急结者，乃可攻之，宜桃核承气汤。”

[注解] 见桃核承气汤条。

“阳明证，其人喜忘者，必有蓄血，所以然者，本有久瘀血，故令喜忘，屎虽硬，大便反易，其色必黑，宜抵当汤下之。”

[注解] 见抵当汤条。

关于食、水、瘀血的说明和其直接为病的证治已略介绍如上，兹再就其间接致病的作用，即如篇首谓其为发病的根本原因者，进行讨论。

人体本有抗御疾病的良能，此在前已有说明，而人之所以发病，概由于患病的机体隐伏有食、水、瘀血三者中的一种、二种或三种的自中毒，减弱其抗病功能的结果，即今之所谓传染病，若机体无上述的自中毒，恐亦不能成立。任一事物发展的根本原因，不是在事物的外部，而是在事物的内部，在于事物内部的矛盾性，此为辩证法的普遍真理。疾病的发作亦不例外，主要不是由于病菌、病毒的作用，而是由于机体自中毒的内因。物必先腐而后虫生，病菌、病毒虽有作用疾病，但于抗菌、抗毒旺盛的健康人体，则病菌、病毒无从生存。若其人潜伏有食、水、瘀血等自中毒的存在，则不但减弱其机体抗菌、抗毒的能力，且由于中毒的机体反适于病菌病毒的生息繁殖，以是则传染病乃得发生。总之，凡病的发作，概由于患者的机体隐伏有食、水、瘀血的自中毒，其他所谓为病因者，要不外是诱因或近因而已。

古人于经久的临证实践中，不但深知食、水、瘀血的毒害，并且有精细的辨之之道和治之之方，这不是极可珍视的伟大发明嘛！

七、论脉诊

脉象虽亦和症状一样，同是患病机体有异于健康时的一种反映，不过由于它比一般症状尤富于敏感性，举凡表里阴阳寒热虚实无不应之于脉，故于辨证亦有其一定的指导作用，这就自然而然地促进了中医诊脉的研究和发展。诊脉原有《内经》《难经》二法，《内经》讲的是遍诊法，《难经》则独取寸口，前法不行已久，于此不拟讨论，今只就后者述之于下。

脉的部位：寸口即指桡骨动脉言，诊时以中指端向高骨动脉处按之，即为关位，然后下食指和无名指，前指所按即寸位，后指（无名指）所按即尺位。

平脉与病脉：在《伤寒论》，把无病健康人之脉称谓为平脉。平，即平正无偏之谓，故不以象名。人若有病，则脉失其平，就其不平者名之以象，即为病脉，我们经常所称的浮、沉、数、迟、大、细等等，即皆病脉的象名。

脉象两大类别：人体有病千变万化，如以阴阳属性来分，则不外阴阳两类。同理，脉象虽极复杂多变，但概言之，则不外太过和不及两类。太过者，谓较平脉为太过也；不及者，谓较平脉为不及也，如浮、数、滑、大等即属太过的一类脉；沉、迟、细、涩等即属不及的一类脉。

脉象的三个方面：脉有来自脉动方面者，如数、迟是也；脉有来自脉体方面者，如大、细是也；脉有来自血行方面者，如滑、涩是也。脉动、脉体、血行即脉象来自的三个方面，与上述之脉象两大类别，合之则为脉象生成的根源，对于脉象的识别甚关重要，今依次释之如下。

（一）来自脉动方面的脉象

（1）浮和沉：这是来自脉动的浅深。若脉动的位置较平脉浅浮于外者，即谓为浮；若脉动的位置，较平脉深沉于内者，即谓为沉。故浮属太过，沉属不及。

（2）数和迟：这是来自脉动次数的多少，若脉动的次数，较平脉多者，即谓为数；若脉动的次数较平脉少者即谓为迟。故数属太过，迟属不及。

（3）实和虚：这是来自脉动力量的强弱。若按之脉动较平脉强实有力者，即谓为实；若按之脉动较平脉虚弱无力者即谓为虚。故实属太过，虚属不及。

（4）结和代：这是来自脉动的间歇。若脉动时止，而止即复来，则谓为结。结者，如绳中间有结，前后仍相连属，间歇极暂之意；若脉动中止，良久而始再动，则为代。代者，更代之意，脉动止后，良久始动，有似另来之脉，因以代名。平脉永续无间，故结代均属不及。

（5）动和促：这是来自脉动的不整。动为静之反，若脉动跳实而摇摇者，即谓为动；促为迫或逼之谓，若脉动迫逼于上、于外，即关以下沉寸脉独浮之象，即谓为促。平脉来去安静，三部匀调，故动促均属太过。

按：《脉经》谓促为数中一止，后世论者虽有异议，但仍以促为数极，亦非。《伤寒论》中论促共有四条，如曰："伤寒脉促，手足厥逆，可灸之。"此为外邪里寒，故应之促（寸脉浮以应外邪，关以下沉以应里寒），灸之，亦先救里而后救表之意；又曰："太阳病下之后，脉促胸满者，桂枝去芍药汤主之。"太阳病下之后，其气上冲者，可与桂枝汤，今胸满亦气上冲的为候，但由下伤中气，虽气冲胸满，而腹气已虚，故脉应之促，芍药非腹虚所宜，故去之。又曰："太阳病，桂枝证，医反下之，利遂不止，脉促者，表未解也，喘而汗出者，葛根黄芩黄连汤主之。"于此明文提出促脉为表未解，其为寸脉浮又何疑之有！关以下沉，正是下利不止之应。又曰："太阳病下之，其脉促，不结胸者，此为欲解也。"结胸证则寸脉浮关脉沉，即促之象，今误下太阳病，虽脉促，但未结胸，又无别证，亦足表明表邪还不了了而已，故谓为欲解也。由于以上所论，促为寸脉独浮之象甚明。

（二）来自脉体方面的脉象

（1）长和短：这是来自脉体的长度。平脉则上至寸而下至尺，若脉上出于寸，而下出于尺者，即谓为长；反之，若脉上不及于寸，而下不及于尺者，即谓为短，故长属太过，短属不及。

（2）大和细：这是来自脉体宽度。若脉管较平脉粗大者，即谓为大；反之，若脉管较平脉细小者，即谓为细。故大属太过，细属不及。

（3）强和弱：这是来自脉体直的强度。若脉管上下，较之平脉强直有力者，如琴弦新张，即谓为弦；反之，若脉管上下，较之平脉松弛无力者，如琴弦松弛未张紧，即谓为弱。故弦属太过，弱属不及。

（4）紧和缓：这是来自脉体横的强度。若脉管按之，较平脉紧张有力者，即谓为紧；反之，若脉管按之，较平脉缓纵无力者即谓为缓。故紧属太过，缓属不及。

（三）来自血行方面的脉象

滑和涩：这是来自血行的利滞。寻按脉内血行，若较平脉应指滑利者，即谓为滑；反之，若较平脉应指涩滞者即谓为涩。故滑属太过，涩属不及。

以上是人体的平脉和病脉的基本脉象，可列表于下。

表3　基本脉象

脉象来自方面及其具体内容	平脉	病脉	
		太过	不及
来自脉动方面者			
脉动位置的浅深	不浮不沉	浮	沉
脉动次数的多少	不数不迟	数	迟
脉动力量的强弱	不实不虚	实	虚
脉动的间歇	不结不代	—	结、代
脉动的不整	不动不促	动、促	—
来自脉体方面者			
脉体的长度	不长不短	长	短
脉体内宽度	不大不细	大	细
脉体直的强度	不弦不弱	弦	弱
脉体横的强度	不紧不缓	紧	缓
来自血行方面者			
血行的利滞	不滑不涩	滑	涩

（四）复合脉（兼脉）

在临床所见，脉现单纯一象者甚少，而常数脉同时互见，如脉浮而数、脉沉而迟、脉浮数而大、脉沉而细等等。习惯亦有为兼象脉另立专名者，如洪，即大而实的脉；微，即细而虚的脉；浮大其外，按之虚涩其内者，则名为芤；芤而复弦者，又名为革。按芤为浮大中空之象，所谓中空，即按之则动微，且不感血行应指也，实不外浮大虚涩的兼象。世有谓浮沉候之均有脉，惟中候之则无脉，亦有谓按之脉管的两侧见，而中间不见者，均属臆说，不可信。

另有微甚脉，病脉既为平脉的差象，故不论太过与不及，均当有微或甚程度上的不同。例如：微浮，甚浮；微沉，甚沉；微数，甚数；微迟，甚迟等等。习惯亦有为微甚脉另立专名者，如甚数的脉，常称之为急；甚沉的脉，常称之为伏。常见的复合脉可见表4。

表4　复合（兼）脉

名称	微或甚	兼象	太过或不及
急	数之甚	—	太过
伏	沉之甚	—	不及
洪	—	大而实	太过
微	—	细而虚	不及
芤	—	浮大虚涩	不及
革	—	芤而弦	不及

按：芤、革二脉，本外太过而内不及，但就主证言之，故列入不及，此合表1共二十六脉，均见于仲景书，后世还有一些脉名，大都为微甚或兼象之属，兹不赘述。

诊脉和辨脉：诊脉指诊查脉象言，辨脉指据脉辨证言，今分述于下。

由于病脉为平脉的差象，故平脉当为诊察病的准绳，若医者心中没有个不浮不沉的平脉，又何以知或浮或沉的病脉！同理，若医者心中没有不数不迟、不大不细、不滑不涩等等的平脉，当亦无从以知或数或迟、或大或细、或滑或涩等等的病脉。可见欲求诊脉的正确，则势须先于平脉的各个方面有足够的认识才行。不过此事，并非容易，同是健康无病的人，老壮儿童，男女肥瘦，脉亦互异，况又有春夏生发，脉常有余；秋冬收藏，脉恒不足。为了丰富对平脉的标准知识，就必须于多种多样的人体，做平时不断的练习，才能达到心中有数、指下明了的境界，此为学习脉诊势须必做的首要功夫。

诊脉时，要分就脉动、脉体、血行等各方面的内容逐一细审，尤其初学更宜专心于一，不可二用。例如诊察脉动位置的深浅时，不要旁及次数的多少；诊察脉动次数的多少时，亦不要旁及位置的深浅。若这样依次推敲，一一默记，岂有脉难知之患？当然熟能生巧，已有多年经验的中医，指下非常敏感，异常所在，伸手可得，但此非一朝一夕之功，任何科技，都从锻炼中来，诊脉亦不例外也。

三部九候：寸关尺为脉之三部，浮中沉为脉之三候，三部各有浮中沉，三而三之为九，因谓为三部九候。寸关尺三部，以应病之上下左右部位，即寸以候胸以上至头诸病，关以候膈以下至脐诸病，尺以候脐以下至足诸病。病在左见于左，病在右见于右，病在中见于两手。浮中沉以应病之表里内外，浮即浮脉，沉即沉脉，中即不浮不沉的平脉。浮以候表，沉以候里，中以候半表半里，例如数脉主热，若浮取而数者，为表有热；若沉取而数者，为里有热；若中取而数者，为半表半里有热，余可依此类推。以上即三部九候诊法的概要，至于三部分配脏腑的说法，出之臆测，不可信。

太过与不及：太过脉主有余，不及脉主不足。太过脉主有余者，谓浮、数、实、大、滑等太过一类脉，则主阳、热、实等有余之证；不及脉主不足者，谓沉、迟、虚、细、涩等不及的一类脉，则主阴、寒、虚等不足之证。不过此为脉应于病的一般常规，在个别的情况下，太过脉亦有主不足者，而不及脉亦有主有余者。惟其如此，论治者必须脉证互参，综合分析，不可偏执一端也。仲景书于每一篇首，均冠以“脉证并治”字样，即示人以此意，具体论述，书中条文尤多，学者细玩，自易理解，于此不拟多赘。脉主病概要，则列表述之如下（表5）。

表5　病脉概要

太过脉		不及脉	
名称	主病	名称	主病
浮	主表、主热亦主虚	沉	主里、主虚寒，亦主水饮
数	主热，但久病脉数多属虚损，故亦主虚	迟	主寒、主虚，但里实极脉亦迟
实	主实，多属可攻之证	虚	主虚
动	主痛、主惊，惊则胸腹动悸，故亦主动	结	主虚、主瘀血实证
促	主表，上实下虚多见，亦主结胸	代	主虚，久病见之难治
长	主实，禀赋厚者脉多长，不以病论	短	主虚，亡津血见之难治
大	主热、主实、主虚劳	细	主虚、血不足
弦	主痛、筋脉拘紧急，主实、水饮、津血虚	弱	主虚，主津血少、自汗、盗汗
紧	主实、主痛、主宿食，亦主水饮	缓	主津血少
滑	主实、主热、主邪盛	涩	主虚、血少
洪	主热盛，大热之证脉多洪	微	主气血俱虚
急	初病为邪盛，久病多凶	伏	主虚寒、水饮、里有所结
		芤	主虚劳、血不足
		革	主亡血、妇人漏下、男子失精

（胡希恕）

第四节　胡希恕讲仲景脉学之总论

按语　2011年初，《胡希恕讲仲景脉学》由中国中医药出版社出版发行。编著该书的作者段治钧老师曾“亲聆胡老教诲七八年，结缘有兹十八载”，在整理胡老的遗作中发现《脉学概说》一篇，也是胡老生前未曾发表的，“和《辨证论治概论（要）》一样，同样是胡老研究仲景原著的一篇力作”。在研究胡老关于脉诊论述的诸多文献中，本篇可以说是最早的蓝本！

一、脉与证的明确概念

中医是依据患者的全身症状反应，进行统一的观察与分析，讲求适应整体的辨证施治。这是中医诊疗方式方法的特色，也是中医的独有精神。一个中医师治病有无疗效，关键在于能否做到取证全面、辨证精确，并以其程度为先决条件。所以举凡目之所能望，耳之所能闻，问之所能知，切之所能感（包括诊脉和诊腹），均为中医辨证取材的对象，并将此望、闻、问、切称为四诊，可谓平等对待，无轻重之分。

不过一者脉象繁复多端，只凭指下体会以验其错综变化，不似望闻问以及腹诊等较为具体而易知；二者辨证论治虽需四诊合参，但在中医经久的实践体验下，脉诊确有其主导作用。由于以上两点的关系，凡由望闻问及腹诊所得的结果，统称之为证，而脉乃个别独立起来，把四诊的断病论治，就变为辨脉辨证的论治了，这中间必有一个相当长的实践发展过程。观仲景书篇章的标题，例如《伤寒论·辨太阳病脉证并治》《金匮要略·疟病脉证并治》等，正是表明这个道理。

二、脉象在中医脉学中的意义

今所谓脉学者，即研究有关脉诊的理论、方法及其在诊疗上所起作用的一种学识，脉象是中医脉学研究的主要对象。

何谓脉象？无病健康人的脉，谓之平脉，平脉不以象名。人若有病，则脉失其平，就其不平者，才名之以象，即为病脉。一般临床辨证中所谓脉象，都是指病脉说的，而病脉的脉象即是与平脉相比的差相。

脉象是相对平脉比较而来，所以脉取太过、不及，当为辨脉之大法。古医籍《内经》《难经》对于诊脉均有较详细的论述，在仲景书中，更以证治实例阐明诊法和脉理，脉取太过与不及在书中均有明文，惜读者不悟也。太过者，谓较平脉为太过也；不及者，谓较平脉为不及也。脉象虽极复杂，概言之无不分属以上两大类别。

各种脉象归纳起来，有来自脉动状况，如数、迟是也；有来自脉体状况，如大、细是也；有来自血行状况，如滑、涩是也。此三者和上述脉象的两大类别，即为脉象生成的源头。

脉象和症状一样，都是罹病机体异于健康时的一种反应，不过它比一般的症状更富于敏感性。举凡表、里、阴、阳、寒、热、虚、实诸证，无不应之于脉象，故对于中医的辨证施治，有其一定的指导作用，这就自然而然地促进了中医对于脉诊的研究与发展。

《内经》、《难经》、仲景书，虽均有脉象名称，但很少阐述各脉的形象。这是因为在仲景以前，医家认为这是诊病常识，故不加细述。历来脉书对于脉象的说明，不少出于主观臆想，往往把一脉说成数象，把数脉混为同形，描述比喻虚玄，使后学无从遵循，因此有论脉之书愈精，令人指下愈乱的惋叹。但是如果我们从脉象生成的源头出发，再通过对仲景著作原文的研究分析，就不难掌握仲景脉学的真谛了。

三、脉应与疾病的关系

远在于百年前，我们的医学先辈于事实的体验下，即正确地认识了人体血脉的敏感作用。人身血脉的变化不但反映了机体内在环境的改变，还反映了外部自然界的异动。所以《内经》才有四时色脉的说明。

人如果惊惧则面色苍白，羞愧则面色潮红……其有感于血脉之变化，然而这只是一般的精神刺激，实际远不如疾病在身体所引起的变化。人如果患病，则必致机体正常功能的改变，而此改变当不外乎正常或不正常两途。超乎正常则谓之太过；不够正常则谓之不及。超过与不够的功能改变，即诸多病理的原因，脉应之则显诸多太过和不及的脉象。如浮、数、实、大、滑……为诸不同原因的太过脉象；而沉、迟、虚、细、涩……为诸不同原因的不及脉象。

太过脉以应有余，不及脉以应不足。太过脉应有余者，谓浮、数、实、大等太过的一类脉，以应阳、热、实等有余的证；不及脉应不足者，谓沉、迟、虚等不及的一类脉，以应阴、寒、虚等不足的证。这是脉应于病的一般规律，在特殊情况下，太过脉亦应不足，不及脉亦应有余。因为这种特例的存在，所以我们应该注意，辨证必须脉证合参，不可偏废。

假如医者能把握住这些原则，并且清楚地知道每一脉象所反映的实际内容，那么凭脉以诊病，也就不是难于理解的一件事了。关于此点，确实需要感谢我们伟大的医学祖先，给我们积累了丰富而珍贵的经验，不但对于每脉的所主均有正确翔实的记载，对于脉与脉、脉与证之间，交互错综变化下的辨证施治方法，亦均有指示周详的相关书籍留传下来。所以一个中医师，只要他诊脉取象正确，并能依法参照所有病证，以求诊治之道，那是不会错误的。

四、诊脉

诊脉指诊查脉象而言。寸口动脉虽只是寸许长一条血管，但在中医看来，却是极其复杂而多变的一个应病机关。诊脉也并非信手抚按脉管，而是有其一定的方式方法的，兹概要介绍如下。

（一）诊脉取象的方法

如前所述，浮、沉、数、迟、实、虚、大、细、滑、涩等极其繁复的脉象，只是若干不同的抽象概念，如何能令其一一明辨于指下？未尝研究过中医学的人士，大都不免有此疑问。其实凡脉之为象，均有其取象的基础内容。例如浮沉为象是取之于脉动位置的浅深；数迟为象是取之于一定时间内脉动至数的多少。虽浮、沉、数、迟等象名失之空虚而难知寻，但位置、至数等内容，确有实际之可查。其他如脉的实虚，乃关于脉动力量的盛衰；脉的大细，乃关于脉管广度的宽窄；脉的滑涩，乃关于脉内血行的畅滞等。由此可知中医所谓任一脉象，都是属于脉的个别内容的消长反映，那么依照脉象的内容，以按寻其消长情况，又何难之有呢？

以上只是有关诊脉取象方法的一个重要部分，若认为如此便可毫无遗憾地达成诊脉取象的目的，那又未免把它看得太容易了。因为虽知以脉动的浅深以诊脉的浮沉，但是医者心中不先有个不浮不沉的标准，是难以辨出或浮或沉的脉象的。同理以推，医者心中必须先有不数不迟、不实不虚、不大不细等诸多的标准，才可以辨出或数或迟、或实或虚、或大或细等诸多的脉象。此所谓不浮、不沉、不数、不迟等标准脉象，是属于健康无病人的正常脉应，即中医之平脉。

谓之平者，即平正无偏，以证病脉之太过与不及之意。欲求诊脉取象的正确，势必于平脉有足够的体验才行。不过此事亦非容易，因同是健康无病的人，老壮儿童脉即有差，男女肥瘦脉亦互异，况且春夏升发脉常有余，秋冬收藏脉恒不足。故有老壮儿童的平脉，有男女肥瘦的平脉，还有四时不同的平脉等。为了丰富我们对于平脉的标准知识，就必须于多种多样的人体上做长时间的不断练习，才能达到心中有数指下明了的程度。此为练习脉诊必须要做的首要功夫。

由以上的简单介绍，对于诊脉取象的方法，当有了个概要的体认，至于所有的脉象及其有关诊查的内容，以上所举自然不够全面，为节省文辞，见表6。

表6 脉象及有关诊查的内容

脉诊的取象内容		平脉	病脉	
			太过	不及
有关脉动的诊查	脉动的浅深	不浮不沉	浮	沉
	脉动的速率	不数不迟	数	迟
	脉动的力量	不实不虚	实	虚
	脉动的节律	不动不结	动	结
		不促不代	促	代
有关脉动的诊查	脉管的长度	不长不短	长	短
	脉管的广度	不大不细	大	细
	脉体的约束性能	不紧不缓	紧	缓
	脉管的绷直性能	不弦不弱	弦	弱
有关血行的诊查	血行的利滞	不滑不涩	滑	涩

观表6可知，中医诊脉是分三个方面共九项内容，而个别地与平脉进行比较取象。表中的二十种单象脉，即依此法而诊取。

病脉是平脉的差象，故不论太过与不及，均当有微甚程度的区分，如浮脉有微浮、甚浮，沉脉有微沉、甚沉等。在习惯上亦有为此类脉另立专称者，如数之甚者称为疾（急）脉，沉之甚者称为伏脉。

另外脉来所现也有非单纯一象者，而是两种或多种单象脉同时出现，如脉大而实；或细而虚；或浮、大而涩；或浮、大、涩而弦等。在习惯上亦有为此类脉另立专称者，如洪脉、微脉、芤脉、革脉等。还有更多的兼象脉并未立专称，而临证则随时可见。见表4。

（二）三部九候的诊法

三部九候，即辨脉之则。关于三部九候，有《内经》和《难经》二法。《内经》讲求遍诊法，而《难经》独取寸口。前法不行已久，于此不加讨论，今只就后者加以说明。

寸口脉即今之桡骨动脉，诊时可以中指端向掌后高骨动脉处按之，即为关位，然后再下食指与无名指，前指所按即寸位，后指所按即尺位。因人的高矮不同，故下指亦有疏密。把脉体分而为三，寸、关、尺谓为脉之三部。

诊查脉象时，轻下其指以候之（即浮脉诊取之指力），谓为浮取；重下其指以候之（即沉脉诊取之指力），谓为沉取；不轻不重以候之（即平脉诊取之指力），谓为中取。浮、中、沉谓为脉之三候。每部各有浮中沉之三候，三而三之为九，故谓为三部九候。

诊脉之所以要讲三部九候者，以脉之应于病，常以部位和为候的不同而异其形象。例如寸脉浮而尺脉弱，即属于部位之不同象；又如脉浮虚而沉涩，即属于为候的不同象。这种部位不同象或为候不同象的脉象，可称之为复合脉，似此为例甚多，无须一一列举。

可见，虽知诊脉取象之道，但如不按三部九候之法求之，则不足以知全部的脉象，必须两者结合为用，才可以尽诊脉的能事。

诊脉时，要分别就脉动、脉体、血行各方面的内容逐一细审，尤其初学者，更应专心于一，不得二用。例如诊查脉动位置的深浅时，不要旁及次数的多少；诊查脉动次数的多少时，亦不要旁及力量的强弱等。要这样依次推敲，一一默记。当然，熟能生巧，已有多年经验的中医，指下非常敏感，异象所在，伸手可得，但此非一朝一夕之功，都从锻炼中来。

五、辨脉

辨脉指根据脉象以辨其应证言。

（一）有关对疾病诊断的说明

中医所谓诊断，是依据四诊的方法，以明确当时患者全面的脉和证，而于此所有的脉与脉、证与证、脉与证等诸多方面的错综交互的关系上，加以个别细致的分析，然后把这些分析的结果统一起来，以判断病位、病性、病情，以及适宜于哪种疗法和方药。所以说中医的诊断并不是要求固定的明确病名，乃是要求及时地适应治法。对于这一事实，脉诊虽有一定的作用，但主要还是决定于全部脉证上面，而很少单独由脉本身来决定的。正因如此，若想明确脉在诊断上的作用，那就势必要涉及中医各科治疗等多种知识，实非三言两语所能道其究竟。故在此只能为择要说明。

（二）各脉的主病

这是说明每种脉主于为病的某一或某些属性或因素。例如浮脉的主病，说它主表、主热、主虚，即是说患者的脉如现浮象，则其为病当不外乎属表、属热或属虚等属性中的一个。如同时参照并见的脉和证，便能较容易地确定其究竟属于哪一种。所以关于脉的主病研究，于诊断上是占有相当重要地位的。今较为详细地把所列各脉的主病问题，做如下的阐述。

1. 浮

浮脉是脉动深度的浅在象，它是脉动的位置较平脉浅浮于外者，故谓之浮，属于太过的一种脉。凡是脉太过，均主有余的一类病。所谓有余，包括邪气盛实之有余，或病势进展的有余，或功能亢盛之有余等内容（以下仿此不另说明）。今浮脉既属脉动浮浅向外的有余，为阳气亢进于体表的象征，病毒由于阳气之亢拒于外，只能发为在表的病，所以浮脉主表；热盛者气为之张，所以浮脉亦有时主热；阴血虚于内，阳气浮于外，此浮由于内在血液之虚（伤津亡血），所以浮脉有时亦主虚。

2. 沉

沉脉是脉动深度的潜在象，它是脉动的位置较平脉深沉于内者，故谓之沉，属于不及的一种脉。凡是脉不及，大都主机体功能的障碍或沉衰（以下仿此不另说明）。今沉脉既属脉动沉潜在里的不足，为阳气受阻于里之形象，故沉脉主里；然阳气虚衰，脉亦沉陷不振，故脉沉亦主虚、主寒；阳气不振，则水留不行，寒水过盛，亦足致阳气沉衰，故沉脉有时亦主水。

3. 数

数是脉动速率的太过脉。若于定时内，脉动的次数较平脉为多者，即谓为数。心主血脉，脉动发于心，心受盛热刺激加速其运动，故数脉主热；热盛则阴液为伤，阴液虚衰，亦恒促使发热，久病脉数，多属虚损，故数脉亦有时主虚。

4. 迟

迟为脉动速率的不及脉。若于定时内，脉动次数较平脉少者，即谓为迟。体内热能衰减，影响心脏跳动迟缓，故迟脉主寒；血循环减退，机体营养不足，故迟脉亦主营气不足；病实于里达至相当程度，亦足使血行为阻而脉现迟，故迟脉有时亦主里实。

5. 实

实为脉动力量的太过脉。因其按之脉动较平脉实而有力，故谓为实。为邪气既盛而正气抗拒亦力之象，故主实证。

6. 虚

虚为脉动力量的不及脉。因其按之脉动较平脉虚而无力，故谓为虚。为人已虚、正气抗邪力衰之象，故主虚证。

7. 结

结为脉动节律上有间歇的脉象。若脉动时一止，而止即复来，则谓为结。结者，如同绳的中间有结，但前后仍相连，寓间歇时间甚暂之意，属于不及脉一类。心气虚、血少，脉乃间歇，故结脉主心虚血少；但瘀血阻碍亦恒致脉有间歇，故结脉又有时主血瘀。

8. 代

代亦脉动节律上有间歇的不及脉。若脉动中止，良久而始再动，则谓为代。代者，更代之意，因间歇时间较久，有似另来之脉以代前者。代亦主心虚血少，其有似结脉，但较结脉为重笃；虽亦主瘀血，但多属虚证，而不似结常主瘀血之实证。

9. 动

此脉来源于脉动的不匀。若脉动有似跳突（起伏形象上的表现）

或摇摆（前后部位上的表现）者，即谓之动。动为脉动突出于一点的太过脉。机体受急剧的刺激，随其所受处所，应之于脉的左右上下相当的部位（此可参看后之三部九候规律），而显如豆的跳突，故动脉主惊（惊则胸腹动悸）、主疼痛。

10. 促

此脉亦来源于脉动的不匀整。促为迫或近之意，若脉动迫近于上、于外，即寸脉浮关以下沉者，则谓为促。促为脉动促击于寸上的太过脉。表不解则邪气冲击于上，脉因应之促击于寸口，故促脉主表；亦主气上冲（上实下虚多见此脉）。结胸病有时见此脉。

《脉经》谓促为数中一止的脉。后世脉书虽有异议，但仍以促为数极，此亦非是。促为迫上、迫外之意，实即寸浮关以下沉的脉。仲景书论促脉共 4 条，如：

“伤寒脉促，手足厥冷，可灸之。”

［注解］伤寒而手足厥逆，乃外邪里寒的为证，故脉应之促。寸浮以应表邪，关以下沉以应里寒。灸之即先救里而后救表之意。

“太阳病，下之后，脉促胸满者，桂枝去芍药汤主之。”

［注解］太阳病下之后，其气上冲者，可与桂枝汤；今胸满即气上冲的为候，故脉应之促。虽气冲胸满，但由于下后伤腹气，芍药非腹虚所宜，故去之。

“太阳病，桂枝证，医反下之，利遂不止。脉促者，表未解也。喘而汗出者，葛根黄芩黄连汤主之。”

［注解］于此明明提出脉促为表未解之应，则寸脉浮又有何疑！关以下沉，正是下利不止之应。

“太阳病，下之，其脉促，不结胸者，此为欲解也。”

［注解］结胸证，则脉象寸浮关以下沉，即促之象。今误下太阳病，脉虽促，但不结胸，又无别证，亦只表邪尚不了了而已，故谓

为欲解也。

基于以上所论，则促为寸浮关以下沉的脉象，就很清楚了。

11. 长

平脉上至寸而下至尺，若脉上出于寸而下出于尺者，即谓为长。长为脉管应指长度的太过脉，乃血气盈溢之象，故长脉主阳热盛；不过亦有禀赋强实而见此脉者，则不属病脉。

12. 短

若脉上不及寸而下不至尺者，则谓为短。短为脉管应指长度的不及脉，为气血不足之象，故主血气虚衰。然亦有禀赋素弱而见此脉者，则不属病脉。

13. 大

若脉管较平脉粗大者，即谓为大，大为脉管广度（粗细）的太过脉，为热盛气血鼓张之象，故主实热；然有外无内之大，为阴虚于里，虚阳外亢之象，故有时主虚。

14. 细（或小）

若脉管较平脉细小者，则谓为细，细为脉管广度的不及脉，为血气虚少脉无以充之象，故主血气虚。

15. 紧

若脉体周围束裹程度较平脉紧束有力者，即谓为紧。紧为脉管约束性能（脉体周围强度）之太过脉。寒主收引，脉管聚束有力，故紧脉主寒邪盛；水性寒，故亦有时主病水；然病势紧张，而脉亦应之紧张有力，故若痛、若宿食等邪实冲逆，有时脉亦紧。

16. 缓

若脉体束裹程度较平脉松缓无力者，即谓为缓。缓为脉管约束性能之不及脉。正气不足则脉形缓纵，故缓脉主津血虚、营卫气伤。亡血、汗出脉常缓。

17. 弦

若脉体跳动较平脉弦直有力者，即谓为弦。弦为脉管绷直性能之太过脉。病位于半表半里，气血凝敛，则脉绷直而弦，故弦脉主半表半里证；寒亦能令气血凝敛，故有时弦脉亦主寒、主水；筋脉拘急，脉自弦，故弦脉亦有时主痉病。

18. 弱

若脉体跳动较平脉松弛无力者，即谓为弱。弱为脉管绷直性能之不及脉。气血不振则脉道弛弱，故主气血虚，或多汗亡津液。

19. 滑

脉内血行较平脉应指流利者，即谓为滑。滑为脉管内血行畅利之太过脉，为邪热盛实、血气奔腾之象，故主邪实热盛。然妇女妊娠健康正常者，脉亦有滑象。

20. 涩

脉内血行较平脉应指涩滞（往来不流利）者，即谓为涩。涩为血行虚滞之不及脉，为血气不充、涩滞难行之象，故涩脉主血少。然外为湿阻或血有瘀结，亦均足使脉涩，故亦有时主湿或主瘀。

21. 疾（或急）

疾为数之甚象，属太过一类的脉，故新病则主邪热剧甚。久病虚甚，见此脉难治。

22. 伏

伏为沉之甚象，属不及一类的脉，故主阳气沉衰，或病水（里有所结，脉亦常伏）。

23. 洪

洪为大而实的兼象脉，属太过脉，主邪盛大热。

24. 微

微为细而虚的兼象脉，属不及脉，故主正衰、气血不足。

25. 芤

芤为浮大但重按而虚涩的复合脉，所谓浮大中空者，属不及脉。中空，即按之动减（指脉内不充实而跳动力量不足），乃浮大其外空涩其内之象，故主血虚、虚劳。久病见此脉难治。

后世脉学，有谓芤脉乃浮沉取之有脉，中取无脉；又有谓按之脉管两侧见而中间不见者，均属无稽妄言，不可信。

26. 革

革为芤而弦的兼象脉，属不及脉，血虚于内而脉管反弦强硬变于外之象，故主大亡血或久失精。

按：芤、革二脉，本外属太过，而内属不及，但就主病而言，乃列于不及。

以上诸脉象，均见于仲景书者，只就各脉重要的主病加以说明，其余者均可推而得之，故从略。兹列表总结如下（表7）：

表7 脉象

诊脉的取象内容		太过脉		不及脉	
		名称	主病	名称	主病
来自脉动方面的诊查	脉动的深度	浮	—	沉	主里，主虚、寒，亦主水饮
	脉动的速度	数	主热，有时主虚	迟	主寒，主营气不足，有时主里实
	脉动的力量	实	主实证（邪气盛正气抗拒亦力）	虚	主虚证（正气抗邪力衰）
	脉动的节律	动	主痛、主惊（或胸腹动悸）	—	—
		促	主表（不解），主气上冲（上实下虚），亦主结胸	—	—
		—	—	结	主虚（心虚血少），亦主瘀血
		—	—	代	主虚（心虚血少更甚），主瘀血（气虚），久病见此脉难治

续表

诊脉的取象内容		太过脉		不及脉	
		名称	主病	名称	主病
来自脉体的诊查	脉管的长度	长	主实（阳热盛）	短	主虚（气血不足）。亡津亡血者难治
	脉管的广度	大	主实热，有时主虚（虚劳脉，有外无内）	细（小）	主气虚、血不足
	脉管的约束性能	紧	主寒邪盛，主痛，主宿食。亦主水饮	缓	主津血虚（营卫气伤），亡血、汗出脉亦常缓
	脉管的绷直性能	弦	主半表半里证（邪实而气血尚充盈），胁腹痛、满，主筋脉拘急。有时亦主寒、主水饮	弱	主虚（气血不振、津虚血少），自汗、盗汗脉多弱
来自血行的诊查	脉内血行的畅滞	滑	主实证、热盛。妇女妊娠（平脉）	涩	主津血虚（气血不充），主湿（外有湿阻），主瘀（内有瘀结）
微甚脉	数之甚	急（疾）	新病脉数急多属邪热盛，病在发展；久病虚甚多预后不良。	—	—
	沉之甚	—	—	伏	主里，主虚（阳气沉衰），亦主水饮，里有所结脉亦常伏
兼象脉	大而实	洪	主邪盛、大热	—	—
	细而虚	—	—	微	主正衰、气血俱虚
	浮大虚涩	—	—	芤	主虚劳、血不足
	芤而弦	—	—	革	主亡血、妇人漏下、男子久失精

（三）脉与脉的关系

由于以上的说明，可见每脉常主数病，如就单一脉象而言，欲知其确应某病，则为事实所难能。前已谈过脉之于诊断，是不能单独决定其具体作用的，其作用是决定于全部脉证上面，就是这个道理。

1. 关于辨兼象脉应证（病）的分析方法

在疾病的发展过程中，由于病理的复杂多变，多数情况是数种脉同时互见，医者分别就各脉的所主，给以理论的分析（中医的临床理论），使之统一起来，而达成对某病的确认，这就是所谓的中医辨脉应之道。

例如脉浮而数，因浮脉主表亦主虚，而数脉主热亦主虚，今此二脉同时并见，则可能是邪热在表的病，亦可能是津虚发热的虚热病；假如脉浮数而滑，因滑主邪盛而不主正虚，将此三脉统一起来看，当然就只能肯定其为热盛于表的病，而不能断为虚热的一类病了。

又例如，脉浮而紧，不但知浮主表而紧主寒，且可知此表证属太阳病伤寒证型。脉浮而缓，不但知浮主表而缓主津血不充盈，亦可知此表证属太阳病中风证型。

再如，脉极虚芤迟，易知是气血俱虚而多寒。脉极实滑数，亦易知为邪气盛实而多热。

总之，如能利用各脉的主病，依据中医临床知识，把它们合理统一起来，则脉应越较复杂而辨认清晰，而知病则越近正确，此即逻辑的内包外延关系，其理无须深述。不过此只就一般脉象而论，如涉及三部九候等问题，那就复杂多了。

2. 关于三部九候的诊法于辨脉上所起的作用

（1）三部的应病规律　古人于长久的临床实践中，逐渐体会到关于机体上下左右的疾病，恒相应地体现其脉象于左右两手寸关尺的不同部位。所以寸、关、尺三部以应为病的上下左右。

例如，《金匮要略》曰：“诸积大法：脉来细而附骨者，乃积也。寸口，积在胸中；微出寸口，积在喉中；关上，积在脐旁；上关上，积在心下；微下关，积在少腹；尺中，积在气冲。脉出左，积在左；脉出右，积在右；脉两出，积在中央。各以其部处之。”大意是说，体内患有积块的病，气血因受阻碍，当现极沉且细的脉，根据脉见的部位及左右两手，以示积块所在的处所。这虽说的是诊积的方法，但对三部应病的规律做了具体的说明。在实际应用上，可简化其意，即胸中上至头部之疾，可候之于寸；胸膈下至少腹之疾，可候之于关；少腹以下至胫足之疾，可候之于尺。左以候左，右以候右，两手以候中央。后世脉法另有部位分配脏腑之说，然用于实际，并不尽验，故于此从略。

（2）九候的应病规律　浮中沉三候，以应为病的深浅内外。虽疾病万变，但就其深浅的位置而言，则不外深处于胃肠的里，或浅处于机体躯壳的表，或处于非表非里的广大胸腹腔间——半表半里。故人如有病，除脉绝不见外，无论所现何象，也至少具此三候中的一候。如浮取而见者为在表，沉取而见者为在里，中取而见者为在半表半里。

例如数脉主热，于浮中见之，即为热在表的病；若此数脉非至沉取而不见，即为热在里的病；若此数脉虽浮取不见，但中取则见，即为热在半表半里的病。余可以此类推。

此寸关尺三部和浮中沉三候的应病规律，综合交互在一起，就是三部九候的应病规律。不过这是就三部九候总体的、基本的应病规律而言，如果再加上为病反映中阴阳虚实的变化，那就要复杂许多。这是需要狠下一番功夫，不断在临床实践中去体验、认知，并不断地去积累自己的经验才能掌握的。

但对此亦毋庸畏难的是，与后世脉学不同，仲景脉学本来自于八纲辨证，并服从于六经八纲的辨证体系，主要着眼于对疾病的病性（阴阳）、病位（表、里、半表半里）、病情（寒热虚实）的确认，所以并不使人觉得捉摸不定，无所适从，反而格外显得朴实无华，可按可寻。

3. 关于辨复合脉应证（病）的分析方法

前面已经说过，脉象越较复杂而所辨若细致准确，则知病越近真切。因有了三部九候的关系，所以脉象的表现就繁复得多。但是无论它如何繁复，只要能予以合理地统一审辨，则于为病的真相亦不难明悉。

例如，寸脉微尺脉弦，微主阳气虚，今以见于寸部，其为阳气虚于胸中可知；若已判断弦主寒邪盛，今以见于尺部，其为寒邪盛于少腹以下可知。正虚则邪必凑之，故在下之寒邪必冲逆于上，因此断为必作胸痹的心痛、短气病。

又如，寸脉浮关脉沉，若有心下硬痛、拒按的症情，则为结胸病的应征。盖病结实于胸膈，故关脉应之沉；气遏于上，迫而外张，故寸脉应之浮。

由以上诸例的说明，则于中医辨脉与脉之关系的方法，当可略知其精神所在了。

六、论脉与证的关系

掌握了三部九候的应病规律，对于脉的审辨将有进一步的分析，于疾病的诊断亦可有进一步的明确。然此只是进一步的明确而已，尚未达成所谓中医辨证施治的精细诊断。

盖病对外的客观反映，是表现在全身反映的多个方面。脉象固然是气血对于疾病的微妙感应，凡病无不应之，且它与一般的局部为证不同，而于诊断上另有其主导作用。但是脉之应于病，也仅为该病某些重要的因素或属性，对于疾病更全面、更具体的确诊，还必须借助于所有症状的互参，此即所要讨论的辨脉与证的关系问题了。这里面要涉及辨证的诸多知识。辨证也同辨脉一样，不但须知个别为证的属性，还须明确证与证之间错综复杂的关系，说起来过于庞杂，本文对此不便详加讨论。为了把辨脉与证之间的关系说明白，兹举几项重要的为证概念，以略示其意。

例如，把表现机体功能沉衰或减退的为证表现，谓为阴证；反之则把表现机体功能振奋或亢进的为证表现，谓为阳证。表现有寒者，谓为寒证；表现有热者，谓为热证。表现病在表者，谓为表证；表现病在里者，谓为里证。表现人正气不足、抗邪能力降低、精力虚衰者，谓为虚证；则表现病邪亢盛、正气与邪气对抗反应激烈，或功能障碍内有所结者，谓为实证。此即所谓为证的八纲，凡病之为证反映，概括起来绝不超出此范围。然于临床施治，尚须再辨其适应方证，如桂枝汤证、承气汤证、柴胡汤证、四逆汤证等，名目繁多，数不胜数。

中医辨脉与证的方法，就是把患者全部的脉和证进行详细的分析，使之无矛盾地统一起来，以达成对一个病的正确判断。更具体地讲，就是在脉与证的统一认识条件下，以确辨其为病或属阴、或属阳、或属寒、或属热、或属虚、或属实、或属表、或属里，或属于阴阳表里寒热虚实等交互的错综并见，以及适应于哪种治法和用什么方药去治疗的问题。

例如，一个脉浮、头痛、项强、恶寒的患者，因为头痛、项强、恶寒的症状均是属表，而脉浮亦主表，并且为太过的脉象的话，它又主热，故可毫不犹疑地将其断为在表的阳性证（表阳证）；假如其人脉不浮而沉，并且为不及的脉象的话，虽以上的为证表现未变，但脉沉主里，主阳气沉衰，它与表证，就有了极其矛盾的存在，医者当依据中医的病理知识，另求其合理的统一：即就为证这点来看，它与一般表证是处于病理相同的发展环节，是同样都须由汗而解的证，只因阳气不振于里，故致脉沉而不起，为阴阳表里交错互见的为证。前后为证虽同属表，法宜汗解，但前者宜于解热发汗剂；而后者则宜于在发汗中兼行振奋阳气的治疗。

又如，发汗后身疼痛，乃表犹未解的微候，依法须以桂枝汤解之；但如其脉不浮而沉迟，这不只是表证未解，还有因为前之发汗太过，且又进而为营气不足的里虚，故须于桂枝汤中更加人参、生姜、芍药等，兼为补虚扶里的治疗。

又如，脉细本属不及的病脉，但如见之于阳性多热的证，反主邪势已衰；脉浮本属太过的病脉，但如见之于阴性多寒的证，反主正气的将复。

总之，对于疾病的诊断、施治以及预后，都必须于脉证互参的方式下，以求合理统一的确辨。

以上所述，大都取材于仲景书，只于其脉学做一点择要的介绍，实不足尽其精微奥义的阐释，仓促之间错误难免，更望同道加以指正为幸。

（胡希恕）

第二章　功在传经　领航育人

引言：做一代经方传人！
——记当代经方家冯世纶教授

一位患“干燥综合征”的刘姓女士，曾先后到几十家医院用多种方法治疗，花费高达十几万元，病情却愈发严重。最后，束手无策，求治于冯世纶教授，冯老为她把脉后，开了一剂《伤寒论》中的普通经方——柴胡桂枝干姜汤。就是这剂每付价格不足10元的廉价草药，仅一个半月就使患者摆脱了缠绵多年的顽疾。一名来自江苏的小男孩，不明原因发热3个月之久，也是花费数万元遍寻名医而无效，无奈之下，千里迢迢赴京请冯老诊治。一付经方煎后服下，当天即热退身和，调理1周后高兴返家。这并非个例，类似的经历，在冯老几十年的临床生涯中，数不胜数。

冯世纶教授，1938年5月出生于河北。1965年毕业于北京中医药大学，先后任职于北京中医药大学东直门医院、卫生部中日友好医院，多年来一直从事中医的临床、科研、教学工作。1978年参加了“牡荆油丸治疗慢性支气管炎研究”，获国家科技大会奖；1986～1991年参加中医治疗口痹的临床与实验室研究，在国家“七五”攻关课题获科技成果及科技进步三等奖。

冯老曾先后师承于董建华、赵绍琴、胡希恕等著名中医，数十年来于经方的研究和临床应用，孜孜不倦。当年，在开展繁重的教学与临床工作的同时，冯老抓紧每一分钟的时间，常常“利用星期天、夜晚听胡希恕先生讲解《伤寒论》《金匮要略》原文，稍有体会，就总结老师临床经验成篇发表，如胡老治疗黄汗经验、治疗肝炎经验、治疗哮喘经验、诊脉经验等”。后来冯老又将胡希恕先生讲课进行录音并结合笔记整理陆续出版，如1994年4月撰《经方传真》；2002年1月出版《百年百名中医临床家·胡希恕》专辑（又名《经方传灯》）；2004年1月，出版《张仲景用方解析》；2005 年 1 月，出版《中国汤液经方》（又名《伤寒杂病论传真》）；2006 年 8 月，出版《解读张仲景医学》（又名《伤寒六经方证直解》）；2007 年 1 月，出版《胡希恕讲伤寒杂病论》；2008 年 7 月出版《胡希恕病位类方解》等。曾经不止一次听到不止一位中医老前辈如余瀛鳌老师等强调：“如果没有冯世纶老师的整理工作，我们大家都不可能看到胡老的学术研究成果！”

冯老在系统整理总结经方大师胡希恕先生对经方研究成果的同时，通过反复学习经典和临床体验，同时参考诸多考证资料，不但对胡希恕先生的经方学问渐渐登堂入室，还在此基础上进一步论证了经方理论体系的形成，历经 30 多年的艰苦探索与研究，终于率先明确提出了《伤寒论》属中医独特的经方理论体系，《伤寒论》的六经不同于《内经》的六经，发表了《<伤寒杂病论>是怎样撰成的》等论文。其所写论文及专著出版后，受到国内外经方学者好评，不少人给冯老来信、来电，感慨地说：“看了那么多中医著作，感到您的书最实用！”越来越多的人认识了胡希恕先生的学术思想，越来越多的人在摆脱“《伤寒论》研究史上的误读传统”。

冯老在殚精竭虑地做好经方学术传承工作的同时，对经方的传播弘扬也同样不遗余力。近年来，冯老多次应邀到国外讲授经方学术经验，其中有如 1998 年至 2000 年，受卫生部中日友好医院的派遣，到瑞士巴登中医诊所工作两年，以卓越的疗效赢得了瑞士民众与当地医疗界的普遍尊重和赞扬，对经方在国外的传播做出了应有的贡献。

同时，冯老不断联合经方各界力量，举办经方学术活动，指导并亲自参与组织开展了多次经方学术会议，如 2007 年 12 月的“经方半表半里研讨会”；2009 年 4 月由中华中医药学会和北京中医药大学主办的“胡希恕先生学术思想研讨会暨纪念胡希恕先生诞辰 110 周年”大会；2009 年 12 月由北京中西医结合学会、北京中医药大学主办的“经方治疗皮肤病研讨会”；2010 年 6 月由中华中医药学会主办的“全国经方论坛暨高级研修班”等。

为使经方学术后继有人，冯老不顾年高，不辞劳苦，坚持利用业余时间在家中、在诊所、在医院、在学校反复、多次讲授《伤寒论》。目前，在弟子团队的协助下，开办网络经方师承教育，在线讲授《伤寒论》并答疑解惑，报名参加者目前已逾500人，且在以年数百人的速度递增，参与学习的人员来自中、日、韩、台、港、新加坡、法国、马来西亚、美国、加拿大等国家和地区。每周六下午为冯老给同学们的固定授课时间，五湖四海，齐聚一堂，同时在线聆听者多达上百人，加上下载听课者达到千人以上，形成一股良好的经方学习氛围。2010年6月在北京举办了首届经方师承班面授交流会，参会现场达120余人。

在冯老的带领下，目前成立了一支优秀的经方团队，成员主要来自中国中医科学院、北京中医药大学、首都医科大学、卫生部中日友好医院、北京中医医院、东直门医院、北京中西医结合医院、武警北京总队第三医院、中国中医药出版社及外地多家医院及高等院校等单位的专家和学者。大家优势互补，团结协作，不仅承办或协办经方学术会议，发表经方学术论文，同时也申办北京市中医药管理局“3+3中医薪火传承”计划，目前已经建立胡希恕名家研究室，成为一个经方的医教研学术基地。

冯师在事业上、学术上取得了巨大的成就，但生活上非常简朴，真正做到了“淡泊以明志，宁静以致远”。在目前经济社会冲击的浪潮中，有多少人随波逐流，但冯老仍然我行我素，依然像过去那样嗜用经方，真正做到了既治好了患者的病，减轻其经济负担，又在实践中传承了经方学术的真髓。就在北京胡希恕名家研究室内，悬挂着一幅冯老手书的大字——“做一代经方传人”，经常有学员请冯老题字，冯老也会郑重地写下这一行字，冯老毕其一生在践行着这句庄重的承诺，同时也是对无数经方后学的殷切期望！

第一节 胡希恕先生学术思想整理工作小结

胡希恕先生师承经方家王祥徵衣钵，是我国著名的《伤寒论》研究者、中医教育家、临床实践家，是中医经方派的大师。无论是年轻时代学习中医，还是是20世纪50年代主办中医学校，或是在原北京中医学院任教时，皆全力研究和讲授《伤寒杂病论》。胡老不以经络脏腑释六经，而是独树一帜，以独特的经方理论体系解《伤寒》。根据临床实际与治验心得，自编讲义，对《伤寒论》六经和方证的实质，给予了深入浅出的讲解，对《伤寒论》的名方名法进行了学可致用的分析，使一部来源于临证的《伤寒论》，真正熔入临床实践。但由于诸多原因，他这些科研成果未能在其生前出版。我们有幸聆听胡希恕老师讲课和临床带教，承继其辨六经、辨方证经验，通过长期临床实践，更体验到胡希恕学术思想的宝贵，有其划时代的意义，因此，几经努力将其整理出版，让世人目睹先生研究成果，已整理出版的主要专著有：

◆《经方传真》是第一部反映胡希恕先生有关《伤寒杂病论》以方类证的方证研究，即把《伤寒论》《金匮要略》中每个方证其有关条文集中在一起探讨，便于读者认识和应用每一方证。

◆《经方传灯》（《中国百年百名中医临床家丛书·胡希恕》），以整理胡希恕先生临床经验及部分学术观点为主。

◆《中国汤液经方》《胡希恕越辨越明释伤寒》是整理胡希恕先生对《伤寒论》和《金匮要略》原文的注解为主，本书体现了胡老对经方研究的主要方法、观点和学术特点。

◆《胡希恕讲伤寒杂病论》，根据胡希恕先生讲课录音及笔记整理对《伤寒杂病论》原文的讲解。

◆《胡希恕病位类方解》是整理胡希恕先生把方证以病位归类解读经方方证。

◆《胡希恕温病条辨拾遗》是整理胡希恕先生讲《温病条辨》的讲稿。

这些书的出版，使广大读者，一睹胡希恕先生学术原貌，简言之，胡希恕先生对经方的研究，先是继承了王祥徵研究《伤寒论》的研究成果，更主要的是个人潜心研究，其研究方法，主要以读《伤寒论》原文为主，反复研读，前后联系，所谓“始终理会”方法，同时紧密联系临床，又参阅《内经》《神农本草经》《针灸甲乙经》等中医药书籍，体悟到《伤寒论》属独特的经方体系，与《内经》主要不同的是，《伤寒论》主要理论是八纲，因提出《伤寒论》的六经来自八纲。又学习了西医病理生理学，因体悟提出中医经方辨证论治的实质是：“于患病机体一般的规律反应的基础上，而适应整体、讲求疾病的通治方法。”更值得注目的是，他提出了许多个人独到的见解，如“辨方证是六经八纲辨证的继续，亦即辨证的尖端”“《伤寒》中的阳气，实指津液”等。不少读者反映，读胡希恕先生这些著作，读懂了《伤寒论》，并且可以学以致用，显然胡希恕先生的经方研究成果，对继承和弘扬中医，尤其对经方医学的发展做出了卓越的贡献。

（冯世纶，《胡希恕先生诞辰110周年纪念文集》）

第二节　系统论述经方医学体系

一、何谓经方

2013年3月30日门诊，一青年患者从诊室走出，一会儿又走回来问："给我开的是经方？还是普通中药方？"引在座者皆笑，我却无语，不禁想起10年前人们对经方还生疏，或谓"用经方不赚钱"！近10年来通过业内人士弘扬经方、宣传经方，人们的观念出现重大改变，出现了"经方热"，老百姓相传"有病找经方"！学术界亦倡发展经方，甚者开学术会多标以经方为时尚。这是可喜可贺的事，但何为经方？经方的概念是什么？至今尚不明晰。张湛曰："夫经方之难精，由来尚矣。"人们自古崇尚经方，但真正认识经方是非常不容易的。常可听到人们议论"经方派""时方派"等，但何谓为经方？一般人又是很难说得清楚，即便是业内人士及古今文献也莫衷一是。如有的认为："经方者，乃经典著作中之药方也，或曰：经，常也。经方者，谓其乃医家所谓常用之药方也。"《中医词释》谓指汉代以前的方剂："①《汉书·艺文志》记载经方十一家，实际上是指汉以前的临床著作。②指《内经》《伤寒论》《金匮要略》所载之方剂。③指《伤寒论》《金匮要略》所载之方剂。目前持此说的人占多数。"《辞海》谓："经方，中医学名词，古代方书的统称，后世称汉张仲景的《伤寒论》《金匮要略》等书中的方剂为经方，与宋元以后的时方相对而言。"还有的认为："所谓经方，顾名思义，亦即经验之方。它是前人在医疗过程中久经实践反复验证的有效方剂。经方的涵义，在中医界有两种看法，一是指宋代以前各个医家所收集和积累起来的有效方剂；二是指汉代张仲景所著《伤寒杂病论》中之方剂。而一般多指后者。"造成说法不一的原因有很多，值得探讨。更重要的是面对经方热，业内人士有必要共同讨论达成共识，以利于继承和弘扬经方。今从学习文献考证及《伤寒论》主要内容入手略述己见。

（一）经方是指一个医学体系

首先要明了中医存在两大医学体系，这两大体系在汉代已经明确。《汉书·艺文志·方技略》记载："医经者，原人血脉、经络、骨髓、阴阳表里，以起百病之本，死生之分；而用度针、石、汤、火所施，调百药齐和之所宜”；“经方者，本草石之寒温，量疾病之浅深，假药味之滋，因气感之宜，辨五苦六辛，致水火之齐，以通闭解结，反之于平”。分列记载了医经和经方，是在说明中医学在汉代已经形成各具特点的两大医学体系，已明确指明经方是独具特点的医学体系，其概念和特点是：“本草石之寒温，量疾病之浅深。”即是说其主要理论是用八纲的医学体系，显然与医经（以《黄帝内经》为主）以阴阳五行、脏腑经络为主要理论的体系不同。

（二）经方源于方证治病经验总结

通过文献及考古考证，经方起源于上古神农时代。中央电视台10频道于2008年11月1日至3日连续报道了我国考古工作者，于1979年至1995年在河北省蔚县、阳原县等多处遗址，进行了考古发掘工作。中国社会科学院历史研究所研究员王震中说：“神农时代大约距今10000年前到5000年前。”这些考古资料反映出，我们的祖先在神农时代，生活于大自然环境中，为了适应环境、认识大自然即用八纲（阴、阳、寒、热、虚、实、表、里）概念，体悟“人法地，地法天，天法道，道法自然”之理。天（自然环境）有白天、黑夜、寒、热、温、凉、阴、阳变化，人体亦有相应变化。为了防寒、防止生病则盖窝棚、房屋而居，为了进一步防寒，则于屋中央修建火堂取暖、门向南开；为了夏天防暑，把房屋建成半地穴式。显然从生活上认识到“寒者，热之；热者，寒之”寒热阴阳之理，其基础理论即用八纲。同时生活中难免疲劳受寒，引起头痛、恶寒、发热等症状，用火烤感到舒服，熏烤或热熨皮肤，使汗出而解；或服碗热汤、热粥同时盖上棉被汗出而解；或用草药煎汤熏洗而解，或用生姜、葱、大枣等煎汤热服及加盖棉被取汗而解（也因之经方又称“汤液”），最多见者当属外感一类疾病，在表的证，用发汗的相对药物，生姜、葱白、麻黄、桂枝等治表证经验；并观察到，有的病经发汗或未经治疗而愈，但有的未愈而病入于里，这时不能再用发汗治疗，而是应用治里的药物，因里证分阴阳，里热者，用清里热药，如黄芩、石膏、大黄等；里虚寒者，用温补药，如干姜、人参、附子等。

最初人们总结的治病经验是单味药治愈经验，即单方方证经验，那时虽没有文字，但其经验代代相传，至夏商时代有了文字，以文字记载，其代表著作即《神农本草经》，该书在汉代完善整理传承，代表了经方单方方证的形成。《汉书·艺文志》（公元前24年~公元206年）的记载，实际标明了经方的起源和经方医学的特点，即经方起源于神农时代，起始即用八纲认识疾病和药物，即有什么样的证，用什么药治疗有效，药证对应而治愈疾病，即积累了单方方证经验，其代表著作为《神农本草经》。

（三）方证经验的积累发展为六经

方证治病经验代代相传，疾病复杂多变，古人渐渐发现，有的病只用一味单方药治疗不力，渐渐摸索了两味、三味……复方药治疗经验，这样积累了复方方证经验，其代表著作为《汤液经法》，该书相传商代伊尹所著，考无确据，但从传承来讲，其与《神农本草经》一样，上继神农，下承夏商，复方方证经验积成于这个时代，其文字记载成书完善于汉代，因有《汤液经法》三十二卷记载。

历经几代几十代单复方证经验的积累，促进了理论的认识和发展。据《汉书·艺文志》的记载，经方发展至汉代主要理论是用八纲，病位只有表和里（本草石之寒温，量疾病之浅深），而经张仲景论广的《汤液经》出现了重大变化，即病位增加了半表半里，因而使八纲辨证发展为六经辨证。需要说明的是，经张仲景论广的《汤液经》未在民间流传，至西晋王叔和整理部分内容，改名为《伤寒论》，又称《伤寒杂病论》。

以上说明《汉书·艺文志》所记载的经方，是指医学体系，是在汉代已较成熟的医学体系，这个医学体系起源于神农时代，起初用单味药治病，理论用八纲，即“寒者，热之；热者，寒之”，药证相对，亦即单方方证对应治愈疾病，其代表著作即《神农本草经》。

后来历经秦汉渐渐积累了复方方证经验，又历经汉晋集成《伤寒杂病论》。经方的发展史说明，经方不仅指《伤寒杂病论》所载的方药，更重要的是指其医学理论体系。

认清了中医有两大医学体系，明晰了经方的起源和发展形成史，这样就能确切地把握经方的概念和定义，用简单一句话可概括，即：经方，是以方证理论治病的医药学体系。

这里要强调，所谓方证理论，是指六经辨证论治体系，是说《伤寒论》的主要组成是诸多方证，其理论是八纲、六经。理论特点是：先辨六经，继辨方证，求得方证对应治愈疾病，其代表著作是《神农本草经》《汤液经法》《伤寒论》。是不同于《内经》的医学理论体系。

注意此定义和概念是对《汉书·艺文志》对经方定义的注释，明示经方的主要理论是八纲，而更强调了用六经。这里的概念要明确，凡提经方，不仅只指《伤寒论》等书中的方剂，而且包涵方证的理论体系，即六经辨证理论体系。所谓经方者、经方家，不只是治病用《伤寒论》《金匮要略》中的方药、方剂，更重要的是用其方证理论。即严格来说，只用其方剂，不用其理论称谓经方者、经方家欠妥；反之经方者、经方家用方证理论治病，所用方药、方剂不仅限于《伤寒论》《金匮要略》《千金方》等书所记载的原方药、方剂，据证用其方剂加减、或用时方或自拟方，方证对应治愈疾病亦属经方者、经方家，胡希恕先生常用桑杏汤治疗太阳阳明咳嗽者即是其例。这里很明确，凡提经方，不只指处方用药，而是指医学体系。

明此，则再不会像前述青年人再问“给我开的是经方？还是普通中药方”了吧？

（冯世纶，原载于《中国中医药报》，2013年4月15日）

二、认识经方——《伤寒论》的理论渊源及其理论体系的形成

经方，是指《神农本草经》（简称《本经》）、《汤液经法》（又称《伊尹汤液经》，简称《汤液》）、《伤寒杂病论》（简称《伤寒》）为代表的中医药学体系，在我国医药学界有着深远影响，其魅力所在，不仅是其方药及方证，更关键在其特有的理论体系。但由于历史种种原因，后世不能正确理解其理论，认为“中医的理论来源皆来自《内经》”，更因《伤寒》序有“撰用《素问》”之言，则认为《伤寒》的理论来源于《内经》，因把经方理论与《内经》、岐黄混同。要继承和弘扬经方医学，必须先明了其理论体系，因此，对经方的理论来源及理论体系，有必要进行深入探讨。

（一）《本经》标志了经方的起源

《本经》的撰成年代和作者是谁，至今仍不清楚，但一致公认是我国最古最早的医药学著作，代表了我国医药的起源，如徐灵胎于《本草古今论》谓“本草之始，昉于神农”如是说。其实其与《伤寒》一样，不是一个人、一个朝代所完成的，它是我们先人祖祖辈辈养生保健、防病治病的经验总结，它起始于神农时代是历史事实。

（二）《汤液》标志了经方理论的发展

《本经》反映了古人根据人患病后出现的症状，用对应的药物治疗，先是积累了单味药治病的经验。渐渐认识到，有些病需要二味、三味……组成方剂治疗，这样逐渐积累了用什么方，治疗什么证，即方证经验。《汤液》，即是经方方药、方证的代表著作。该书在《汉书·艺文志·方技略》有“《汤液经法》三十二卷”记载，证明汉前确有此书，并简述了经方医学特点：“经方者，本草石之寒温，量疾病之浅深，假药味之滋，因气感之宜，辨五苦六辛，致水火之齐，以通闭解结，反之于平；及失其宜者，以热益热，以寒增寒，

精气内伤，不见于外，是所独失也。”即说明，经方的复方也是用药物的寒热温凉，治疗疾病的寒热虚实，并根据疾病症状反应在表还是在里的不同，治用不同的方法，使人体阴阳平衡。这里的基本理论即用八纲，是与《本经》一脉相承的。

(三)《伤寒》标志了经方理论体系的长成

1. 分析六经提纲

六经名早已出现，但在《伤寒》才出现提纲，其提纲在仲景生前还未出现，而是其弟子后来加入。这里应特别关注的是，提纲的出现标明了六经含义，提纲是八纲概念，为病位、病性概念，标明了六经实质，是解读六经的关键。胡希恕先生正是据此，并仔细分析各经病有关条文辨明了六经实质，即太阳病实为表阳证；少阴病实为表阴证；阳明病实为里阳证；太阴病实为里阴证；少阳病实为半表半里阳证；厥阴病实为半表半里阴证。标明六经实质为八纲概念，不是经络概念。

2. 分析《伤寒》第148条（赵开美本原文序号）

经方发展至东汉，意识到病位除有表有里外，尚有半表半里，而半表半里又分阴阳，也就是说，是张仲景在继方证分类有表里之别，又认识到有半表半里病位，使六经辨证理论体系至臻完善。

(四) 认识经方再思考

由以上可知，经方辨证论治理论体系，即含于《伤寒》中，那么后世为何不能认识其理论实质呢？主要是认知方法存在问题，而关键是对《伤寒》的成书和解读。

1. 关于《伤寒》成书

后世普遍褒扬王叔和对传承《伤寒》的功绩，却又贬责对《伤寒》序“作伪”，“忽悠”后世千余年，误导后世认为张仲景据《内经》撰成《伤寒》。不过历代不乏有慧眼者，如章太炎、恽铁憔、喜多村之宽等，皆认为《伤寒》的六经不同于《内经》的六经，更不同于十二经络。刘渡舟老师于20世纪90年代提出："我从'仲景本伊尹之法、伊尹本神农经'两个'本'字悟出了中医是有学派之分的，张仲景乃是神农学派的传人"；经方大师胡希恕先生更明确提出："仲景书本与《内经》无关"，"《伤寒》的六经，来自八纲"。《伤寒》的主要内容，在张仲景前多已存在，并不是一人由无到有而撰成。皇甫谧谓"论广汤液"，是张仲景撰成《伤寒》的主要方式、方法。由以上分析可知，《伤寒》的祖祢为神农，其撰成的基本素材是古代积累的方证，基础理论是八纲，是由神农时代的单方积累，到复方方证积累，至汉代方证经验更丰富，并意识到病位不但有表有里，还有半表半里，形成了六经辨证论治理论体系。张仲景及其弟子，正是补充、完善、总结了经方的学术经验，由八纲辨证上升为六经辨证而集成了《伤寒》。

2. 关于解读《伤寒》

当然此与前一问题密切相关，即入眼功夫很重要，所谓入眼功夫即认清学术渊源及传承。以上考证说明，《伤寒》的祖祢是神农，从学术发展史上说早于岐黄。

经方在我国已出现发展几千年，但对经方理论体系这一瑰宝的认识，是远远不够的。以上通过有限的考证和微薄的临床体验，试图阐明《伤寒》、经方理论体系的形成、概念及特点，尚属已见管见，妥否，有待同道共识。

（冯世纶，原载于《扶阳论坛》，2008年10月24日）

三、《伤寒杂病论》与温病

由于种种原因，有人未能真正认识《伤寒杂病论》（以下简称《伤寒》），致使对伤寒和温病的概念模糊甚至误解。SARS期间一国际友人曾来函说："张仲景《伤寒杂病论》没解决（论述）温病问题。"笔者当即回告，这是对《伤寒》仲景医学了解不全所致。一是对伤寒、温病概念不明；二是对《伤寒》书名的误解；三是对

《伤寒》全书内容误解，即误认为《伤寒》书主要论述治疗伤寒。

（一）仲景对伤寒、温病定义明确

关于“伤寒是伤于寒邪”、“温病是伤于温热之邪”。中医辨证论治所说的证，是由人体感受外邪（风寒暑湿火）后（与人体正气相争）所反映出的症状、症候来判定，而不依据感受的什么外邪，因感受寒邪后可反映出寒证、可反映出热证；感受了热邪也可反映为寒证、热证。关于温病的概念，张仲景说得很清楚，即《伤寒论》第6条：“太阳病，发热而渴，不恶寒者，为温病。”这是很简单、明确的判定方法，是以症状特点判定，而不是以感受何种六淫之邪来判定。具体到西医诊断病名，如SARS、肺炎、乙脑等，更不能笼统地说是感受温热或寒凉之邪，而是要根据每个患者在不同的时期具体表现来判定，有的开始即现太阳病证，不久可能变为温病或风温或阳明病；有的一发病即现太阴病或厥阴病……，总之，西医诊断病名（如SARS）不能与中医辨证名画等号（或相当于），因西医诊断的每一种病，在疾病过程中，可出现伤寒、温病、风温、太阴病、少阳病……。关于伤寒、温病的具体证治，张仲景在《伤寒》有明确论述，要继承和弘扬中医、温病，必须先读懂这一著作。

（二）书名涵盖温病

张仲景为何起名为《伤寒》，考证尚未详，但从中医文化、病证考证来看，有其深刻含义和科学性，那就是天下的疾病千变万化，概括起来，不外两类，一是具有发热特征的疾病，称为伤寒；另一类是不具备发热特征疾病，称为杂病，后世医家把疾病分为外感和内伤两类大致雷同，这就是《伤寒杂病论》的真实涵义，即是说《伤寒》是治疗人体常见的急性病、慢性病，外感、内伤，发热和无发热，伤寒、杂病之书。这个书名在当时是很通俗、很简明的，但由于历史诸多原因，变得费解。张仲景在东汉写成《伤寒杂病论》，由于兵事战乱等原因而散佚，后经王叔和搜集整理，才得以传世。

至北宋校正医书局将其分别校订为《伤寒论》和《金匮要略方论》刊行于世，致使后人认为《伤寒论》只是治伤寒，不能治杂病、温病，《金匾要略》只是治杂病，不能治伤寒、温病。实际由中国医学史可知，伤寒有广义、狭义之分，广义者包括温病，狭义者单指伤寒。如《黄帝内经》提出“今夫热病者，皆伤寒之类也”。可知古代把有发热特征者称为伤寒。《难经·五十八难》曰：“伤寒有五：有中风，有伤寒，有湿温，有温病，有热病。”前一个伤寒是广义的，后一个伤寒即是狭义的。在伤寒中，更有广义、狭义之分，如在太阳病中，分为伤寒和中风，即“太阳病，发热，汗出、恶风、脉缓者，名为中风”；“太阳病，或已发热，或未发热，必恶寒，体痛、呕逆、脉阴阳俱紧者，名为伤寒”。这里的伤寒是专指太阳表实证。而在《伤寒》原序中张仲景写道：“余宗族素多，向余二百，建安纪年以来，犹未十稔，其死亡者三分有二，伤寒十居其七。”此处的伤寒与《伤寒》书名一致，概指广义的伤寒，其中包括陶弘景所指“外感天行”，即多种热性病、急性流行传染病。值得注意的是，张仲景在这里所说的伤寒，很明显是广义的伤寒，即既有伤寒，又有温病。明乎此，就易于理解《伤寒》书名了。

（三）对温病学发展的影响

清代著名医家徐大椿认为：“医之学问，全在明伤寒之理，伤寒理明，则百病皆通。”伤寒大家柯琴提出“六经钤百病”的观点，即伤寒是论治人类常见百病（或称万病）、急性病、慢性病的。百病当中当然包括了温病。陆九芝更明确提出“阳明为温病之薮”的观点，即是说后世的温病渊自于《伤寒》的阳明病，这是有根据、正确的说法。从中医药史看，温病学家主由阳明病方证、理论基础发展起来，成为温病学派。引人注目的是，他们的专著和医案中，撰用了很多《伤寒》的方证，如叶天士的《临证指南医案》、吴鞠通的《吴鞠通医案》、王孟英的《王孟英医案》，特别是王孟英在其《温热经纬》中就辑录了《伤寒论》原方 48 条及少数《金匮要略》

原文，列为卷二，分为仲景伏气温病篇、仲景伏气热病篇、仲景外感热病篇、仲景湿温篇、仲景疫病篇，专门阐述仲景论温病的证治。这里再粗略地看《温病条辨》撰用《伤寒》的方证，即有：桂枝汤、白虎汤、白虎加人参汤、栀子豉汤、瓜蒂散、小半夏加茯苓汤、千金苇茎汤、白虎加桂枝汤、柴胡桂枝汤、大承气汤、小承气汤、调胃承气汤、竹叶石膏汤、小陷胸汤、栀子柏皮汤、茵陈蒿汤、半夏泻心汤、五苓散、四逆散、附子理中汤、九痛丸、小柴胡汤、附子粳米汤、黄连阿胶汤、白头翁汤、桃仁承气汤、抵当汤、桃花汤、猪肤汤、甘草汤、桔梗汤、苦酒汤、小建中汤、黄土汤、小青龙汤、麻杏甘石汤、葶苈大枣泻肺汤、大黄附子汤、鳖甲煎丸、乌梅丸等，还有从三承气汤衍化出的宣白、导赤、牛黄、增液、护胃诸承气汤，从炙甘草汤衍化出一甲、二甲、三甲复脉汤；从黄连阿胶汤衍化出的大小定风珠，以及苍术白虎汤、茵陈五苓散……，可见《伤寒》主要内容、方证，不但是论治伤寒杂病，也论治温病。看温病学派吴鞠通用经方，更能明白温病与伤寒的关系，事实说明，用《伤寒》的理论和方证完全可治疗温病。

实际历代伤寒大家，如柯琴、陆九芝、吴鞠通、章太炎、恽铁樵等，皆非常重视仲景对温病的论述，有关文章对解读伤寒与温病有所启迪。太炎先生认为"《伤寒论》本为广义伤寒，中风、温热悉在其中"，"以为《伤寒论》只论伤寒，与温病无干，讵知《伤寒论》提纲中已说明"；裘沛然认为《伤寒》即包括温病；胡希恕先生在讲述《伤寒》第6条时，指出温病与伤寒、中风一样，不是指一种病，而是指具有一定特点的证，详述用仲景方法可治温病，并介绍了亲身治温病经验体会，先生在《伤寒约言录》明确指出："惟温病为表里俱热，麻黄辛温的发表剂切不可投，必须治以辛凉（清凉），如需解表，亦应同时大清里热，麻杏甘石汤即属其例。"明确指出温病是表里俱热，是太阳阳明合病，治应用辛凉清解，而不能用辛温发汗。在老师的启导下，我们反复研读仲景原文，越读越明了仲景对温病的论治。我们注意到，阳明病开篇（179 条）研究温病具有深意。该条宋代赵本为："问曰：病有太阳阳明，有正阳阳明，有少阳阳明……。"而《玉函经》则以太阳、少阴、少阳、太阴、厥阴五篇开首皆称为"之为病"，阳明亦当属其例，故改首条为："阳明之为病，胃家实是也。"不论仲景原著到底是两条何者在前，但有一点可肯定，仲景在论述阳明病时有着明显的特点，即特意提出了、强调了阳明病有 3 种表现，亦即太阳阳明、正阳阳明、少阳阳明。更值得注意的是，仲景特别强调了阳明病的外证：即第 182 条："阳明病外证云何？答曰：身热，汗自出，不恶寒，反恶热也。"这里的外证是有别于太阳、少阴的外证、表证，即第 6 条所说的温病，这里可看出，阳明外证即是温病！所谓太阳阳明，就是太阳阳明合病、并病，亦当属温病。治疗太阳阳明合病的方剂，如桂枝加葛根汤、葛根汤、葛根芩连汤、麻杏甘石汤、麻杏苡甘汤、大青龙汤、越婢汤、越婢加术汤、越婢加半夏汤、桂枝二越婢一汤、白虎加桂枝汤、竹叶石膏汤等，实际是治疗温病之方。近代用经方治疗温病屡有报道：① 1955～1956 年流行性乙型脑炎（当时温病学派多称之为湿温），在北京和石家庄地区大规模流行，石家庄的郭可明和北京的蒲辅周先生以白虎汤加减治疗，疗效显著。②1963 年，米伯让先生在汉中地区，用经方治疗 657 例钩端螺旋体（属温病）患者，治愈率 99%。③江西的万友声教授 1985～1990 年，用经方治疗流行性出血热（温病），疗效明显。值得注意的是，其用药规律特点为：①发热期：用柴胡桂枝汤、桂枝麻黄各半汤。②低血压休克期：用通脉四逆汤。③少尿期：用大陷胸汤、桔梗白散、抵当汤。④多尿期：前期用五苓散，后期用金匮肾气丸（汤）。⑤恢复期：据瘥后病证用药：心烦不眠者，用栀子豉汤；脾虚多唾者，用理中汤；虚热不退者，用竹叶石膏汤；呃逆逆不止者，用橘皮竹茹汤。

由以上可知，《伤寒》的书名，概括了伤寒、杂病、温病三者。《伤寒》全书内容详述了伤寒、杂病（有关杂病内容参见本书各方证）、温病方证，仲景的六经辨证是辨万病的总纲。因此，用《伤寒》的理论和方证治疗温病，是早已存在的事实。

（冯世纶，原载于《中国中医药报》，2005 年 11 月 24 日）

四、阳气为经方独特概念

对于《伤寒论》第 46 条的“阳气重”，第 27、29、30 条的“无阳”“亡阳”，后世注家多以阳热解，其实此是经方独特的理论概念，通过论中诸条内容分析即可明了。

1. 从“阳气重”可发汗看

对比第 27 条、46 条、48 条可知，阳气是决定能否发汗及发汗的轻重，如第 46 条：“太阳病，脉浮紧，无汗发热，身疼痛，八九日不解，表证仍在，此当发其汗。服药已微除，其人发烦目瞑，剧者必衄，衄乃解，所以然者，阳气重故也，麻黄汤主之。”此条与 27 条正好是对子，彼“无阳”，此“阳气重”。对于阳气重，经方大师胡希恕指出：“阳气，即津液，注家多谓为阳热实非。桂枝汤证自汗出，则阳气虚于表，麻黄汤证不汗出，则阳气实于表，若久不得汗，则阳气愈实，因谓为阳气重”，“此处以气血分阴阳，津液亦属阳，故阳气非指热证，而言津液。津液在体表充斥盛满故脉浮紧，以麻黄汤发汗治疗。服麻黄汤后，病人症状减轻，但发烦、目瞑，就是心烦而闭目，是因日久体虚误治时，服药中病后发生的瞑眩状态，瞑眩的原因在于阳气重。”阳气重用麻黄汤发汗治疗，汗出后表解，可知随汗出的尚有邪毒水气等，故此津液涵盖了营养人体的津血和多余的体液。后世注家以阳热解，出现明显纰漏，如张志聪谓：“此言太阳合并于三阳，用麻黄汤而后衄者，阳热盛而宜解也……所以然者，太阳合阳明少阳之气在表，而阳气重故也。”认为本条是阳气重为三阳合病是明显错误。对于三阳合病的治疗，仲景有明文用白虎汤治疗（219 条）。

再看第 27 条：“太阳病，发热恶寒，热多寒少，脉微弱者，此无阳也。不可发汗，宜桂枝二越婢一汤。”发热，热多寒少当然是阳热明显，但仲景说“此无阳”，很明显，阳不是指阳热，而是指津液虚少而致脉微弱，第46条麻黄汤证脉浮紧，是因未汗出，津液充斥盛满于体表故脉浮紧，因称阳气重，因此据脉微弱为津液虚而判称“此无阳也”。又因仍有发热恶寒，知表未解而里热已显，故呈太阳阳明合病，这里的无阳，是指与阳气重相反而在表的津液虚少，不能再用麻黄汤大发汗，只能小发汗同时兼清里热，故用桂枝二越婢一汤发表清里。对此，张志聪注解谓：“今热多寒少，乃寒已化热，阳热多而本寒少，脉微弱则表阳乘虚内陷，故曰此无阳也。”谓表阳内陷则无在表之阳。前说“阳热多”，后又称“脉微弱是表阳乘虚内陷”，既称“无在表之阳”却用麻桂发表，明显自相矛盾。

又如第48条：“二阳并病……若太阳病证不罢者，不可下，下者为逆；如此可小发汗。若面色缘缘正赤者，阳气怫郁在表，当解之熏之。”可小发汗，意同桂枝二越婢一汤方证。阳气怫郁在表，是说津液在表充沛，可用熏蒸等法发汗解表。

由以上三条可知，《伤寒论》所说的阳气重、阳气怫郁在表，是指津液在表充盛，可用较强有力的麻黄汤一类药发汗，或用热熏蒸大发汗；而无阳是指在表的津液虚少，只能小发汗解表。

2. 从汗出亡阳以复其阳看

第122条：“病人脉数，数为热，当消谷引食，而反吐者，此以发汗，令阳气微，膈气虚，脉乃数也。”汗出是津液，可知令阳气微即津液虚少。第283条：“病人脉阴阳俱紧，反汗出者，亡阳也，此属少阴，法当咽痛而复吐利。”脉阴阳俱紧是伤寒之脉，本应无汗，但表虚不固，津液外亡而反汗出，亡津液多而由表阳证转为表阴证少阴病。这两条都是说汗出亡阳即是亡津液。第29条过于发汗使津液大伤，出现厥逆，咽干，烦躁吐逆，用甘草干姜汤温中健胃生津，以复其阳即恢复胃中、人体津液。第30条：“证象阳旦，按法治之而增剧……病形象桂枝，因加附子参其间，增桂令汗出，附子温经，亡阳故也。厥逆、咽中干、烦躁、阳明内结、谵语烦乱，更饮甘草干姜汤，夜半阳气还，两足当热”，甘草干姜汤可使“阳气还”，结合第29条甘草干姜汤能“以复其阳”，再看“附子温经，亡阳故也”，可知亡阳是指亡津液，以复其阳、阳气还，是指津液恢复。

3. 从亡阳致谵语、惊狂看

第112条：“伤寒脉浮，医以火迫劫之，亡阳，必惊狂，卧起不安者，桂枝去芍药加蜀漆牡蛎龙骨救逆汤主之。”以火劫大发汗造成津液、津血大伤即为亡阳，津血不足以养心则惊狂。又火攻火邪与表热合而入里，激动里饮上犯头脑亦是其因，治疗用桂枝去芍药调和营卫生津液，同时以蜀漆治里饮，并用龙牡敛精镇静安神共治惊狂。第211条：“发汗多，若重发汗者，亡其阳，谵语，脉短者死，脉自和者不死。”亦是论述发汗则亡失津液而致谵语，如脉短则说明津液亡失严重至极，故主死；脉和缓者，津液尚存，故不至于死。

4. 从阳气内陷成结胸看

第134条：“太阳病，脉浮而动数……头痛、发热、微盗汗出，而反恶寒者，表未解也。医反下之，动数变迟，隔内拒痛，胃中空虚，客气动膈，短气躁烦，心中懊恼，阳气内陷，心下因硬，则为结胸，大陷胸汤主之。”结胸是水与热结，阳气内陷显然是津液内陷与热结于胸胁而成结胸病。

5. 从亡阳之脉象看

第286条：“少阴病，脉微，不可发汗，亡阳故也。阳已虚，尺脉弱涩者，复不可下之。”这里的少阴病脉微，是指脉微欲绝之脉，是津液将竭，即亡阳之脉，故不可发汗。阳已虚，是承前说津液已虚，津虚致里虚血少，故尺脉弱涩。因津液虚甚，仲景称为亡阳，故称不可发汗、不可攻下。再看第46条“阳气重”的脉为浮紧，而第27条“无阳”之脉为微弱、第211条“亡阳”之为脉短，皆是因血管中的津血少，可知亡阳是亡津液。

6. 从阳绝于里致大便硬看

第245条：“脉阳微而汗出少者，为自和也。汗出多者，为太过。阳脉实，因发其汗，出多者，亦为太过。太过者，为阳绝于里，亡津液，大便因硬也。”这里不但明示阳绝于里为亡津液，而且阐明阳绝于里、亡津液是造成大便硬的主要原因。若把“阳绝于里”释为阳热绝于里，显然讲不通。第246条：“脉浮而芤，浮为阳，芤为阴，浮芤相搏，胃气生热，其阳则绝。”这里的浮为阳者，是八纲概念，谓浮为卫气强于外，主表，故谓为阳；芤为阴者，芤脉主营气、津血虚于内，故谓为阴。浮芤相搏者，即指热和津液相互影响，营卫不谐，常自汗出，必致热者愈热，虚者愈虚，津液外越则胃气生热，终必致阳（津液）绝于里，大便成硬。本条“胃气生热，其阳则绝”同时提出，显然阳不是指热。大便硬的成因主为津液丧失，但有热伤津而结实者，亦有不因热而汗出津伤者，即称为“阳微结”，如第148条明确了“大便硬……此为阳微结”，对此，后世注家有各种见解，因对这里的阳微结不理解，而影响了对本条、对半表半里、对六经实质的认识。其实这里的阳微结，指津液微结，是相对于阳明里热实结说的，阳明里实结因汗出伤津、热甚伤津，故其阳明内结甚、大便结实甚。此阳微结因汗出少，仅头汗出，且里寒无热而津伤，故津伤轻而致大便干，此即阳微结，显然阳指津液。

通过以上分析可知，《伤寒论》第46条等所述“阳气”“阳”是指津液，是经方于古代出现的独特理论概念。

（冯世纶，原载于《中国中医药报》，2008年10月10日）

五、经方的脉诊

经方、《伤寒论》的脉诊独具特色，所谓独具特色即是不同于其他辨证论治体系。《金匮要略·胸痹心痛短气病脉证治》的第一条“夫脉当取太过不及”，是其大眼目。

脉诊在我国中医界具有悠久的历史，反映了祖国医学辨证论治的特点。脉象亦和症状一样，均为患病人体有异于健康的一种反应，而脉象尤其具有敏感性。凡病之阴、阳、表、里、寒、热、虚、实，以及生、死、缓、急等等，无不应之于脉，故于辨证论治，更有一定的指导作用。惟其如是，则脉诊的研究，便成为中医必修的课业。惜历来脉书鲜有深究脉象的来自根源，而只就象论象，说玄道妙，令人迷惑，前人早有“论脉愈精，使人指下愈乱”的评议。其实脉象并不难知，只若于其生成源头，心中有数，指下寻按，自会明了。而经方、《伤寒论》把疾病的脉象分为太过和不及两大类，是其脉诊的特点，也使我们更易洞悉脉证的本质。详细内容见第一章第三节七、论脉诊。

社会上有一些群众，对中医诊脉抱有神秘感，同时又有一些江湖医生，利用这一心理蒙骗群众，自吹自擂，说什么仅凭切脉即可断病，“病家不用开口，便知病家病情”，当为内行所笑。但此种恶习给群众造成曲解，以为中医仅凭切脉即可断病。这种恶习应当予以批判，同时对脉诊应有正确的认识。要知中医诊病，是通过问、望、闻、切（诊脉）四诊来辨证的，单凭切脉断病是极端片面的。例如诊得脉浮，浮脉主表、主上，可见于咳喘、呕吐、头痛、皮肤病等等，如不结合问、望、闻三诊，无论如何也不会判明病情的，更不能知道肝炎、肾炎、高血压等西医的诊断病名。中医是根据脉象的太过或不及，并结合问、望、闻三诊来分析证的寒、热、虚、实、表、里、阴、阳，从而得出正确的辨证。因此，要有正确的辨脉法，这里介绍要掌握辨脉的主要方面。

太过与不及：太过脉主有余，不及脉主不足。太过脉主有余者，谓浮、数、实、大、滑等太过一类脉，则主阳、热、实等有余之证；不及脉主不足者，谓沉、迟、虚、细、涩等不及的一类脉，则主阴、寒、虚等不足之证。不过此为脉应于病的一般常规，在个别的情况下，太过脉亦有主不足者，而不及脉亦有主有余者。惟其如此，论治者必须脉证互参，综合分析，不可偏执一端也。仲景书于每一篇首，均冠以“脉证并治”字样，即示人以此意，具体论述，书中条文尤多，学者细玩，自易理解，于此不拟多赘。

从以上所述可知，经方、《伤寒论》的脉诊，其特点也是以八纲辨证为纲，把常见的脉分为太过与不及，使临证者把所见之脉与所见之症合参，很快得出所辨之证。这里应当指出，注意到“夫脉当取太过不及”，并通过《伤寒论》原文的研究和临床经验的总结，来系统讲解经方的脉诊者，是胡希恕老师，也是他研究经方毕生之力作之一。实践证明，用该篇为指导，可以解读《伤寒论》中的许多难题，如何谓为促脉、结脉、代脉及其成因与主病。

这里应当注意的是，历代注家以《脉经》解释《伤寒论》的脉象，因《脉经》是以脏腑经络辨证的理论体系，与经方、《伤寒论》的不是相同的理论体系，故对脉象的解释当有所区别。也即告诫我们，以《脉经》解释《伤寒论》的脉象，因不解脉的根源，不切临床，牵强附会，使学者如坠万里云雾。以经方的脉诊原貌，再读《伤寒论》脉象便自然明了。

（冯世纶，原载于《中国中医药报》，2002 年 11 月 5 日）

六、《伤寒论》中的六经实为六证

《伤寒论》的六经及方证理论不同于《内经》的六经理论，是一独特的理论体系。其文化根源相同，阴阳、八纲概念相同，但其六经实质有了明确变化，有其明显特点。

（一）《伤寒论》六经来自八纲

我国古代用《易经》、六经解释自然界万事万物，医学当亦不例外，我们虽不能确知张仲景为什么用六经名，但通过分析仲景全书的内容，考证《伤寒论》的撰成，可知《伤寒论》的方证，主要来自《汤液经法》。其书详于八纲辨证和脏腑辨证，而《伤寒》舍弃了脏腑辨证，主用八纲辨证。如《汤液经法》中有五脏大小补泻方39 方证，张仲景撰用了这些方证于《伤寒论》中，其方证名不用脏腑名，“但以某药之，以推主为识之义耳”。如《汤液经法》中的小泻脾汤，《伤寒论》改称四逆汤，看其方名即知该方药温热，治里寒四逆证为主。即注重病证的八纲特点，而不是脏腑功能。

（二）加入半表半里概念

更有所不同的是，张仲景引入了半表半里概念，其确凿的证明是《伤寒论》的第148条："伤寒五六日，头汗出、微恶寒、手足冷、心下满、口不欲食、大便硬、脉细者，此为阳微结，必有表，复有里也；脉沉亦在里也，汗出为阳微，假令纯阴结，不得复有外证，悉入在里，此为半在里半在外（表）也。脉虽沉紧（细），不得为少阴病，所以然者，阴不得有汗，今头汗出，故知非少阴也。可与小柴胡汤，若不了了者，得屎而解。"其前的八纲辨证只有表、里概念，正是由于张仲景把半表半里病位概念，加入八纲辨证中，才产生了六经和六经辨证。

张仲景由八纲加入半表半里理念，使病位变为三，创建六经辨证论治体系，恰好顺应了老子一生二、地法天、人数三——三阴三阳为人之道，也即人法天地阴阳之合和。六经名亦可能即缘于此，但六经的实际内容，当主要是张仲景所总结的提纲和各方证。

（三）凸显八纲概念

《伤寒论》的六经，是指太阳、阳明、少阳和少阴、太阴、厥阴而言。《伤寒论》虽称之为病，其实即是证，而且这些证是用八纲表述的证。基于八纲的说明，所谓表、里、半表半里三者，均属人体患病后，出现的症状在病位的反应。

这里要明确的是，仲景的六经证、伤寒、中风、温病……都是依据人体发病后的症状反应来判定，即不论外邪（风、寒、暑、湿、燥、火）是哪种，侵犯人体后，正邪相争所反映出的症状，而不是依据感受什么邪而患什么病（证）。如太阳病的判定，是依据反映出的症状：脉浮、头项强痛而恶寒，而不依据受了风寒或风热。太阳病中的伤寒，是依据太阳病又见无汗、脉浮紧，而不是根据感受寒邪；其中风，是依据太阳病又见有汗出恶风，而不是依据只感受了风邪；又如阳明病的判定，主要依据胃家实，而不是感受热邪或燥邪。

简而言之，所谓阴阳、寒热、虚实六者，均属病情的反应。即病情必反应于病位，而病位亦必因病情的反应才表现出来，故无病情则亦无病位，无病位则亦无病情，以是则所谓表、里、半表半里等证，同时都必伴有或阴、或阳、或寒、或热、或虚、或实的为证反应。同理，所谓阴、阳、寒、热、虚、实等证，同时亦都必伴有或表、或里、或半表半里的病位反应。由于寒、热、虚、实从属于阴阳，故无论表、里、或半表半里的病位上，均当有阴、阳两类不同的为证反应，这样三个病位两种病情，其证则为六种基本类型，即所谓六经者。概括地说，《伤寒论》六经的实质，即张仲景在八纲辨证中，加入了半表半里概念，形成的六经辨证论治体系。通过问、望、闻、切，把患者的症状反应归纳整理，辨清六经所属，再进一步辨方证，实施方药对证的治疗，便是经方辨证论治的全过程。

太阳病的实质即病位在表的阳热实证，简称表阳证，治疗主要为发汗解表，主要方证为桂枝汤、麻黄汤加减变化的诸多方证；阳明病的实质即病位在里的里热实证，简称里阳证，治疗原则为清解里实热，主要方证为白虎汤、承气汤、瓜蒂散等加减变化的诸多方证；少阳病的实质即病位在半表半里的阳实热证，简称半表半里阳证，治疗原则为和解半表半里热，主要方证为小柴胡汤、黄芩汤等加减变化的诸多方证；少阴病的实质即病位在表的阴寒虚证，简称表阴证，治疗原则为温阳强壮发表，主要方证为麻黄附子甘草汤、桂枝附子汤等加减变化的诸多方证；太阴病的实质即病位在里的阴寒虚证，简称里阴证，治疗原则为温里强壮，主要方证为理中汤、四逆汤等加减的诸多方证；厥阴病的实质即病位在半表半里的阴寒虚证，简称为半表半里阴证，治疗原则为温下清上和解半表半里，主要方证为乌梅丸、柴胡桂枝干姜汤、半夏泻心汤等加减变化的诸多方证。可能古人未明其来源真相，或以为与经络有关，或与六经气化有关，遂称之为六经。然读透仲景全书，可知确实与经络无关。六经辨证实即八纲辨证，六经名称本来可废，不过为便于对照仲景原文研究，沿用其名亦未尝不可。病之见于证，必有病位，复有病情，故八纲只具抽象，而六经乃有定型。

特别要注意的是：六经“病”和六经“证”的概念问题，即仲景论述六经都用“……之为病”开首，虽称之为病，实际是证。但后世有不少注家视之为病，即为某一特定专病，如太阳病为太阳经络脏腑病。因而亦强引五运六气学说，如于论中加入“太阳病欲解时从巳至未上”。张志聪注解谓：“午乃太阳中天之时，巳未前后之气交也。夫天有六气，人有六气，人得天时之助，则正气盛而邪病解矣。”乍看五运六气推理貌似合情合理，但临床谁见过，本来是太阳病证在中午解呢？临床却常见晚上发作太阳病证，覆被而卧、或饮开水而解，其不愈者，第二天症状已变，出现口苦、咽干或汗出不恶寒，变为少阳病证或阳明病证，哪见待到巳午未解呢？这里关键是把《伤寒论》的六经病，看成了六种具体的病。要知太阳病并不是指某一个别病，而是以脉浮、头项强痛而恶寒等一系列证候为特征的一般常见证，有如感冒、流感、肺炎、SARS、伤寒、肠炎等等，于初发病时经常出现的证候。而随着时间的变化、正气与邪气斗争的变化，其证则在变化，有的可能变为少阳病（证）、有的可能变为阳明病（证）、有的可能变为太阴病（证）……并不是说患了太阳病多少天后仍叫太阳病，其病愈偏要等到巳至未。此之理在《伤寒论》原文多有说明，如第97条：“服柴胡汤已，渴者属阳明，以法治之。”是说原本是少阳病小柴胡汤方证，服小柴胡汤后，出现口渴即不再属少阳病，而属阳明病了。如是少阳胆经病，其本病就可能有口渴，又不论原发病时有无口渴皆叫少阳胆病，治疗后出现了口渴仍叫少阳胆病，显然与仲景所称少阳病不同。仲景所称少阳病和阳明病的判定，不是根据病在少阳胆腑和经络，而是根据症状表现、反应。实际《伤寒论》的六经，实为六证，这样自然没必要用五运六气来推理了，六经病证的概念如能取得共识，那么对六经实质的认识也就容易明白了。

（冯世纶，原载于《中国中医药报》，2006年05月10日）

七、经方方证体系

刘渡舟老师在第一次中日《伤寒论》学术讨论会上讲："使用经方的关键在于抓住主证"，并指出"本书内容多能理论联系实际，体现了中国医学辨证论治的独特体系"。这提示了方证体系在《伤寒杂病论》中重要性。

（一）方证概念

《伤寒杂病论》有桂枝证（第34条）（赵开美本，以下同）、柴胡证（第104条）等名称，是以方名证的范例。实际《伤寒杂病论》共有257方，都是"证以方名，名由证立，有一证必有一方，有是证必有是方，方证一体"的内容，这便是《伤寒杂病论》的主要构成。凡读过《伤寒杂病论》的人都清楚，它的主要内容是257个方剂和其适应证，是论述某方剂的适应证即某方证，如桂枝汤方证、麻黄汤方证、承气汤方证等。这种以方名证的形成，是古人长期医疗经验的总结，是经方发展的特点，也即构成《伤寒杂病论》的主要内容和理论体系的特点。

（二）经方的渊源是古代方证

《汉书·艺文志》记载"经方"有十一家，把古代医方皆称为经方，自《汤液经法》集成，则初步形成了辨证论治框架，至《伤寒杂病论》则形成了完整的辨证论治体系。对于张仲景撰写《伤寒杂病论》的渊源，历来存有争议。近来随着考古、考证学的发展，人们逐渐明了：《伤寒杂病论》是属《神农本草经》《汤液经法》经方流派。尤其引人注目的是，《伤寒杂病论》的主要内容源自于

《汤液经法》，尤其以道家的大小、二旦、六神为名的60个方剂及其适应证。如桂枝汤方证源自于小阳旦汤方证；麻黄汤源自于小青龙汤方证；小青龙汤方证源自于大青龙汤方证；黄芩汤方证源自于小阴旦汤方证；小柴胡汤方证源自于大阴旦汤方证；白虎汤方证源自于小白虎汤方证；竹叶石膏汤方证源自于大白虎汤方证；黄连阿胶鸡子黄汤方证源自于小朱鸟（雀）汤方证；真武汤方证源自于小玄武汤方证……。关于张仲景改变方证名称的原因，陶弘景说得很清楚："张机撰《伤寒杂病论》避道家之称，故其方皆非正名也，但以某药名之，以推主为识之耳。"由陶弘景所著的《辅行诀脏腑用药法要》可清楚看到：《汤液经法》的主要内容，是记述前人所用某个方剂的组成和其适应证，张仲景主要依据这些方证撰成了《伤寒杂病论》。此外，1973 年我国长沙出土的《马王堆汉墓帛书》中，有不少与《伤寒杂病论》相似的内容，如冬葵子治小便不利、乌头治痹痛、烧裈散治瘥后劳复阴阳易、风引汤治疗热瘫痫等，此书比《内经》成书还早，说明经方的渊源是古代的诸多方证。

（三）六经理论的形成诞生了《伤寒杂病论》

由《汤液经法》可看到，其主要内容是记述前人所用经验方药和其适应证，丰富的方证是前人长期临床经验总结，并已有八纲辨证内涵，孕育着经方理论的形成。张仲景通过总结《汤液经法》等方证和众多医书经验，"方以类聚，物以群分"，用八纲归类，并结合疾病的病性（寒、热、虚、实、阴、阳）、病位（表、里、半表半里），把方证大体分为六类，即①用于发热、恶寒、身疼、脉浮等症的方证类，如桂枝汤方证、麻黄汤方证，这些方证病位在表，病性属热实阳，称为表阳证（太阳病）。②用于发热、汗出、口渴、大便难、脉数等症的方证类，如白虎汤方证、大承气汤方证等，这些方证病位在里，病性属热实阳，称为里阳证（阳明病）。③用于寒热往来、口苦咽干、胸胁苦满、目眩等症的方证类，如小柴胡汤、大柴胡汤方证等，这些方证病位在半表半里，病性属热实阳，称为半表半里阳证（少阳病）。④用于恶寒、无热、脉微细、但欲寐等症的方证类，如麻黄附子甘草汤、麻黄附子细辛汤等方证类，这些方证病位在表，病性属寒虚阴，称为表阴证（少阴病）。⑤用于自利不渴、腹满而吐、食不下等症的方证类，如理中汤、附子理中汤、吴茱萸汤等方证，这些方证病位在里病性属寒虚阴，称为里虚寒阴证（太阴病）。⑥用于消渴，称为半表半里阴证（厥阴病）。

这便是张仲景总结完成的经方的方证和六经理论体系，也即《神农本草经》和《汤液经法》时代已积累了许多前人治疗有效验方、经方和理论，孕育着经方方证和理论的形成，张仲景是经方方证和理论的"接生婆"，使《伤寒杂病论》降生于汉代。

（四）方证给人以规矩

历代医家对《伤寒杂病论》的所谓"六经实质"等问题认识分歧，争论不休，但都能应用其方药治好不少疾病，这是为什么呢？这是因为每位医生都掌握了《伤寒杂病论》的一些方剂和其适应证。由于中国地大物博，文化发达，在古代即存在百花齐放、百家争鸣的学术空气。中医也是如此，在春秋战国时代已存在不同的流派，表现在对疾病症状的认识、病因病机的解释有所不同，对药物的性能、主治叙述不同，发展到现代，更是八仙过海，各显神通。如症见心下逆满、气上冲胸、起则头眩、心悸短气等症，有的人可认为是脾阳虚弱，水气上犯；有的人认为是肾阳虚弱，水饮上迫；有的人可认为是伤寒表不解，心下有水气……，但治疗时有可能都用苓桂术甘汤这一方药，使疾病痊愈。这是因为，他们都熟悉《伤寒杂病论》苓桂术甘汤这一方药和其适应证，在掌握苓桂术甘汤方证上是一致的，是经方的方证经验给了后人以规矩。因此陈修园在《长沙方歌括·小引》中指出："大抵入手功夫即以仲圣之方为据，有此病，必用此方，用此方，必用此药……论中桂枝证、麻黄证、柴胡证、承气证等以方名证，明明提出大眼目。"是说学习经方、《伤寒杂病论》的主要功夫，是在掌握各个方证。

六经和八纲，是辨证的基础，并于此基础上即可制定治疗的准则，不过若说在临床实际应用，这还是远远不够的。例如太阳病依法当发汗，但发汗的方剂很多，是否任取一种发汗方药即可用之有效呢？实际是不行的，因为中医辨证，不只是辨六经八纲，而更重要的还要辨方药的适应证，即辨方证。太阳病当然要发汗，但发汗必须选用适应整体情况的方药。具体地讲，即于太阳病的一般特征外，同时还要详审其他情况，选用全面适应的发汗药，才能取得预期的疗效。如太阳病，若头痛发热、身痛、腰痛、骨节疼痛、恶风、无汗而喘者，则宜与桂枝汤；若项背强几几、无汗恶风者，则宜葛根汤；若脉浮紧、发热、恶寒、身疼痛、不汗出而烦躁者，则宜与大青龙汤……。以上诸方均属太阳病的发汗剂，但各有其不同的适应证，若用得其因更反，不但无效，反而有害，造成所谓“独失”此，辨方证是六经八纲辨证的继续，是更具体、进一步地辨证，中医治病有无疗效，其主要关键，就在于辨方证是否正确。

（五）辨方证与对号入座

以上所述已说明，用经方治疗各种疾病，是在六经辨证后再进一步辨方证的，要掌握方药和方剂的适应证。但有的人误认为：用经方、《伤寒杂病论》方只要记住一些方药和其适应证就行了，不必再学习其理论；有的甚至认为：经方不辨证，只要套用《伤寒杂病论》条文，什么方治什么病“对号入座”就行了。这是错误的认识，其错误在于没有认识到，辨方证是继六经八纲辨证之后，更具体、更详细地辨证，没有六经八纲理论指导为前提，就不能把握方证。刘渡舟老师说：“失去了客观的依据与理论指导，辨证论治也就成了无源之水和无本之木，这必然悖离中医之道。”中医有许多方书，记载了许多方剂和其适应证，但都比不上《伤寒杂病论》影响广泛、深远，原因之一，是因为没有像《伤寒杂病论》那样完整的、富有科学性的、严密的理论体系。例如桂枝汤方证，不但写明了它的方药组成和适应证，而且更强调了它属于营卫不和的太阳病，必须在六经辨证理论指导下才能准确使用桂枝汤，不深入研究经方的理论是不会运用桂枝汤的。为此，张仲景列举了许多桂枝汤的类似证，症状乍看是桂枝汤方证，实际不是桂枝汤方证，如第 28 条："服桂枝汤，或下之，仍头项痛，翕翕发热"，第 152 条："其人漐漐汗出，发作有时，头痛"，第 166 条："病如桂枝证……寸脉微浮"等，与桂枝汤方证的某些症状相似，但因水、因饮、因痰、因病位、病性等不同，与营卫不和有本质的区别。要辨清属哪个方证，必须要清楚《伤寒杂病论》有关六经、八纲及各个方证的病因病机，不但要了解每个方证的适应证，还要清楚每个方证的禁忌证、变证等。那种只知其一、不知其二的对号入座的治疗，往往贻误病情，加重病情。那种误认为辨方证就是对号入座的看法，还在于没有理解仲景"随证治之"的原则，且不知在《伤寒杂病论》中，只将桂枝汤方证的发展变化，就列举了 28 个本证和 18 个变证，甚至药味不变，只一味药的剂量变化，也要考虑与证相适应，方证名称也随之改变。如桂枝加桂汤方证，只是把桂枝增加二两，则适用于"气从少腹上冲心"证者，其辨证之具体、细细入微可见一斑。因此，柯琴指出："仲景之方，因证而设，非因经而设，见此证便用此方，是仲景活法。"即是说辨方证是临床更具体、更灵活的辨证。实际对经方、《伤寒杂病论》有识之士早已看到这一点，如孙思邈、方有执、柯琴等，日本的"古方派"提倡的"方证相对""方证对应"论，其本质也是辨方证。刘渡舟老师更是重视方证研究，并且认为提出"方证相对论"的是孙思邈，他说：最早提出"方证相对论"的，既不是明清的"错简派"医家，也不是日本江户时代的"古方派"医家，乃是公元 682 年唐朝的伟大医学家孙思邈提出来的。孙思邈在《千金翼方·卷九》一篇序文中说："论曰：伤寒热病，自古有之，名贤睿哲，多所防御，至于仲景，特有神书……旧法方证，意义幽隐，乃令近智所迷，览之者造次难悟，中庸之士，绝而不思……今以方证同条，比类相附。"

（六）对方证的再认识

由于《伤寒杂病论》的方证经临床千锤百炼，不论是经方派，还是时方派，都注重应用和研究，对其认识也就不断深化，逐渐认识到辨方证的科学性。如沈自尹认为："从广义上说，以汤方辨证亦属辨证范围，故称之为方剂辨证……，以药物的系统一方，来调节病理的系统一证，寻找方剂效应值的一体化，就是方剂辨证的涵义所在。现行中医的各种辨证立法，侧重于从疾病的病因、病理、病位、病性、病状表现、病势阶段、分型等方面辨识疾病过程，旨在探求病体的症结所在。而方剂辨证所探求者，除此而外，还在于探求方药的效能所主及方证的契合关系等，一定意义上说，它可概括整个辨证施治的内容。"这里很清楚地指出了，辨方证不是简单地对号入座，而是更详细、更具体、更全面地辨证论治。不少人认识到了辨方证的重要意义，中药治病，不在用药多少，而在方证相适应、对应。如何天麟说："在临证处方时，一般认为对'症'下药疗效较好，实际亦不尽然。笔者曾治一女孩，因感寒而发热喘咳，脉浮，苔白，初投小青龙汤加杏仁两剂，热平，咳减，但喘仍作，小便甚少。二诊见原方已效，乃加茯苓利水，服后病不减而尿仍少。三诊，前方去麻黄续服，喘咳止，小便亦畅。岳美中治一妇女，慢性肾炎，血尿、尿频、腰痛，投猪苓汤三剂而愈。月余，病又复发，因虑其虚，增入山药一味，病反转重，复用猪苓汤原方而效。后病再复发，又增海金沙一味，竟又不效，再用猪苓汤原方而效。于此获得更大启发，正如《沈括良方·自序》所说："药之单用为易知，药之复用为难知。世之处方者，以一药为不足，又以众药益之，殊不知药之有相使者、相反者、有相合而性易者，可知方有常方，法无常法，在辨证论治基础上，执一法不如守一方。"是说辨方证一定要准确，加减用药也要像桂枝加桂汤那样要对证，而不是对症。经方的方证在临床运用已有几千年的历史，只要认准了有是证，则就用是方，不要随便加减，多余的加味，往往造成画蛇添足，欲治反误。

我国历来重视方剂和适应证的研究，后世方如潮涌出现，皆是证明，如《千金要方》《和剂局方》《太平圣惠方》等等，其内容主要是讲方证。《伤寒杂病论》因不但有方证经验，而且还有完整的理论体系，因此在国内外广为传播，尤其对日本汉方医学影响深刻。本明治维新时期，决策者要取消汉方医，当时身为西医的汤本求真先生，眼看着独生女儿因腹泻用西药治疗无效被夺去生命，因之悲愤感慨不已，转而发奋学习《伤寒杂病论》，临床应用效如桴鼓，并结合临床体验，著成了《皇汉医学》，于是又使日本的汉方医学重整旗鼓，使方证对应派成为日本的主流派。近来不少人从临床和实验室探讨了方证对应关系。如伊藤嘉纪通过五苓散方证的研究认为：五苓散方证的病理状态，是渗透压调节点的降低，其利尿作用是通过调整调节点来恢复水液代谢正常的。给正常人和动物服五苓散看不到利尿现象，如让人和动物出大量汗，造成津伤表虚出现五苓散方证后，再给服五苓散，则看到明显的利尿作用。因而，认为五苓散与五苓散方证之间，存在着特异的方证对应关系。藤平健在论述出血病的治疗时指出，中医的处方，是由几个生药组成发挥一独特治疗效果的方剂，这个处方可看作一个齿轮，而出血病表现各种症状，这些不同的症状好似不同的齿轮，两者如能紧密咬合，则可使疾病很快治愈，如两方面的齿轮咬合不紧，就像汽车中的齿轮咬合一样，齿轮不合，则汽车不能开动，也就是说，治病方药不对证，治疗也就无效。

总之，方证是经方、《伤寒杂病论》的主要构成，经方的辨证论治，不仅要辨六经，更重要的是辨方证，这就是经方方证体系的重要特点。

（冯世纶，原载于《中国中医药报》，2002 年 10 月 15 日）

八、柴胡桂枝干姜汤面面观

·柴胡桂枝干姜汤方证六经辨证符合厥阴病提纲，即此方证属厥阴病。

·据《伤寒论》第147、148条所述，凡见上热下寒，又见阳微结者，即可认定为柴胡桂枝干姜汤方证。

·胡希恕经前后对照研究、反复体会，认为《伤寒论》第148条即为前条做注解，主要在说明“阳微结”。

·柴胡桂枝干姜汤方证由小柴胡汤方证发展而来说明，人们先认识到半表半里的阳证，后认识到半表半里的阴证，即厥阴病，这一认识，是众多经方家经过不断临床应用和探讨方证体悟到的。

·由应用、认识小柴胡汤方证，发展至柴胡桂枝干姜汤方证，显示了我们的先辈临床应用、认识方证的漫长过程。

笔者曾于2005年8月1日在贵报对柴胡桂枝干姜汤方证进行探讨，后常与同道切磋，仍感对该方认识肤浅，从而促使笔者进一步学习、认识该方证，今就对笔者近年来对该方证的学习、考证阐述如下。

（一）对第147条认识的嬗变

柴胡桂枝干姜汤方证始见于《伤寒论》第147条：“伤寒五六日，已发汗而复下之，胸胁满，微结，小便不利，渴而不呕，但头汗出，往来寒热，心烦者，此为未解也，柴胡桂枝干姜汤主之。”学术界对该条的认识、争论、探讨不断，临床研究倍受重视。

成无己是第一个注解《伤寒论》者，当然亦是该条的第一个注解者，他注解为：“伤寒五六日，已经汗下之后，则邪当解，今胸胁满，微结，小便不利，渴而不呕，但头汗出，往来寒热，心烦者，即邪气犹在半表半里之间，为未解也。胸胁满，微结，寒热心烦者，邪在半表半里之间也。小便不利而渴者，汗下后，亡津液内燥也。若热消津液，令小便不利而渴者，其人必呕，今渴而不呕，知非里热也。伤寒汗出则和，今但头汗出而余处无汗者，津液不足而阳虚于上也，与柴胡桂枝干姜汤，以解表里之邪，复津液而助阳也。”成无己以《内经》注《伤寒》著称，但对本条却以八纲注释，因此很值得关注：第一，认为邪气犹在半表半里，亦是其首先明确《伤寒论》有半表半里病位概念，尤其值得称道；第二，认为本方证以津液伤重为特点，为后世研究本方证者所宗。

但是成氏这一观点，由于种种原因，并未引起后世重视，却出现对该条文的误解、怀疑，如日本的山田氏认为："柴胡桂枝干姜汤，盖叔和加减之法所制，决非仲景氏之方。"主张删除该条文及方药。

不过，后世不少注家密切结合临床，探讨了该方证，如汤本求真通过临床实践，用该方加减，适应证广而疗效卓著，并搜集"先辈之论说治验"20余则。他认同吉益东洞观点："东洞翁以本方治小柴胡汤证而不呕不痞，上冲而渴，胸腹有动悸者。"并认为："据已发汗而复下之以观之，则此汗下为误治明矣。故此误治，为因本来体质薄弱，致成胸胁满微结以下变证。若体质不虚弱，假令虽经误治，不致有此变证，当现小柴胡汤证也……又小便不利，与小柴胡汤证异，而为心脏之衰弱……又往来寒热为少阳病的佐证，是柴胡之主治处……如本方比小柴胡汤证，则本方不含生姜、半夏，故无恶心、呕吐；无人参，故心下不痞满；有桂枝、甘草，故有上冲急迫之证；以有栝楼根，亦有渴证；有牡蛎，故胸腹动，即心脏及腹部之大动脉动较著也。"明确指出该方证与小柴胡汤方证不同。

日本的元坚氏认为："此病涉太少，而兼饮结，亦冷热并有者也。此条，诸注为津乏解，然今验治饮甚效。"强调了本方寒热并用而重在治疗寒饮。

陆渊雷认同其观点，并几乎全部引用了汤本求真验案、文献，他认为："柴胡桂枝干姜汤之证候，为胸部疼痛，干咳，肩背强痛，寒热往来，其病古人谓之水饮，盖亦湿性胸膜炎，惟其硬痛不若大陷胸证之甚耳。本条所举，殊与用法不合，盖后人因小柴胡汤方下之加减法，以意为之，山田氏并其方而删之，则不知此方之确能取效故也。"

对本条的注解，胡希恕特着笔墨，甚至在一个笔记本中有多次修改，而最关键之处，是对本方的适应证先谓“往来寒热，心烦者，此为少阳证未解也”，而最终改为“往来寒热，心烦者，此仍邪在半表半里而未解也”。此改动亦可知联系了第148条，反复思考改少阳为半表半里，是在思考由于津液一再伤损，邪由表传入半表半里后，呈现的是阳证？还是阴证？或原是少阳病由于津液损伤，当不再是阳证，应变为阴证？

更值得注目的是，胡希恕对“微结”的探讨有了明显的变化，这就是条文中的“胸胁满，微结”，后世注家都认为是胸胁满之意，如汤本求真谓：“胸胁满微结，为胸胁苦满之轻微者。”山田氏谓：“胸胁满微结，即是胸胁苦满，结谓郁结之结。”有的注家认为是水饮郁结，如元坚氏谓：“此病涉太少，而兼饮结……盖心下微结之省文也。”陆渊雷谓：“柴胡桂枝干姜汤之证候，为胸部疼痛……其病古人谓之水饮，盖亦湿性胸膜炎，惟其硬痛不若大陷胸证之甚耳。”胡希恕早期认为：“微结是针对大陷胸汤证说的，即是说此结轻微，与大陷胸汤证结硬如石者显异。”但后期则改而认为：“由于汗下失法，津液亡失，故不但出现少阳证的胸胁满，而且有微结于里的为证。”尤其明确指出，第148条是专为解释第147条的“微结”而设。这里应特别注意，第148条称“阳微结”，第147条称“微结”，也许原文漏掉一个“阳”字，致使后世难以理解，即原文应是“胸胁满，（阳）微结”，这样就好理解了。

（二）胡希恕对第148条的解读

《伤寒论》第148条原文为：“伤寒五六日，头汗出、微恶寒、手足冷、心下满、口不欲食、大便硬、脉细者，此为阳微结，必有表，复有里也；脉沉亦在里也，汗出为阳微。假令纯阴结，不得复有外证，悉入在里，此为半在里半在外也；脉虽沉紧，不得为少阴病，所以然者，阴不得有汗，今头汗出，故知非少阴也。可与小柴胡汤，若不了了者，得屎而解。”

后世对该条的注解，多以附会小柴胡汤作解，如《医宗金鉴》谓："少阳表未解，故以柴胡、桂枝合剂而治之变法也。"柯韵伯谓："此方全是柴胡加减法，心烦不呕而渴，故去参夏加栝楼根……以干姜易生姜，散胸胁之满结也。"亦有人认为："此为阳微结以下，至非少阴也，理论牵强，文气拙劣，必是后人旁注，传写误入正文。"主张删除此条文。故后世注家如汤本求真未做注解。而反观医史，成无己对该条的注解最值得推崇，尤其对阳微结认识明确，认为"大便硬为阳微结，此邪热虽传于里，然以外带表邪，则热结犹浅，故曰阳微结"。

胡希恕最初认为本条与前条紧接，是在标明小柴胡汤与柴胡桂枝干姜汤方证的鉴别，并提示与少阴病、寒实结胸的鉴别要点。后来经前后对照研究、反复体会，认为本条即为前条做注解，主要在说明"阳微结"。仔细读胡希恕注解可知："阳微，指津液微少，阳微结者，由于津液内竭而致使大便硬结的为证言。"这里显然宗于成无己观点。

为了读懂本条文，胡希恕特分为三段详述，第一段："头汗出，微恶寒，太阳的表证还在；心下满、口不欲食、大便硬，阳明的内结已显。津虚血少则脉细，不充于四末则手足冷，可见此之阳明内结纯由于津液内竭所致，故谓此为阳微结，而与胃家实的阳明病不同，所以必有表（指头汗出，微恶寒言）复有里也（指心下满，口不欲食，大便硬言），虽脉沉亦在里之诊，如其为阳明病，依法当多汗，今只头汗出，故知为阳微，而非胃家实的阳明病也。"第二段："假令是纯阴证的脏结，又不得复有外证，当悉入在里而以上为证乃半在里半在外也，故肯定不是脏结。"第三段："脉虽沉紧（细），亦不得认为少阴病，所以然者，阴证不得有头汗出，今头汗出，乃热亢之候，故知非少阴也。津液内竭的阳微结，汗下均非所宜，只可与小柴胡汤通其津液，表里和则治矣。设服药后而大便硬仍不了了者，可与麻子仁丸，得屎而解矣。"胡希恕全文注解至此，仍自感勉强："半表半里津液伤重，见阳微结，还是小柴胡汤证吗?"经反复思考后用按语锁定观点："按：此亦由于汗下无法而致亡津液的变证，亦即上节所谓为微结者。不过可与小柴胡汤，不如柴胡桂枝干姜汤更较贴切，或传写有误亦未可知。又脉沉紧，当是沉细之误。"

值得注意的是，"不过可与小柴胡汤，不如柴胡桂枝干姜汤更较贴切"可能是胡希恕最后的落笔，在 20 世纪 50 年代及 60 年代笔记中未曾见到，在 80 年代初期讲到本条文时也未提到。反映了这是其反复读原文、反复体会的总结，尤其对半表半里及其方证的认识不断深入，启发了我们对半表半里方证的进一步认识。

（三）柴胡桂枝干姜汤方证属厥阴病

历代对柴胡桂枝干姜汤方证的认识，是在通过反复临床，不断地深入、不断地探讨来实现的，正是显示了经方理论体系形成的历史，即经方六经辨证论治理论，起源于方证的临床应用，即以八纲为理论指导应用方证，最早先认识到表证，后来认识到里证，最后才认识到半表半里证，认识到半表半里证后，由八纲上升到六经辨证，才总结出六经辨证理论体系。

而对半表半里认识过程是最长，亦是最晚，可以说有着艰苦的历程，至今仍有不少人未正确认识，如有人认为"小柴胡汤为发汗剂"；"半表半里作为一个纲与中医理论不符"；"成无己《注解伤寒论》提出了半表半里一语，实为误解，进一步说明不可把半表半里作为一个辨证纲领"；"少阳不是半表半里之部位……少阳为半表半里的理论是不正确的"（《冯世纶经方临床带教实录》）。应当说明的是，《伤寒论》的三阳三阴的排位次序，先太阳，次阳明，后少阳，亦反映了这一认识过程。对少阳病争论多，对厥阴病争论尤多，正是说明人们仍在进一步探讨半表半里理论，而理论的形成来自于方证的反复应用，而《伤寒论》第 96 条、第 97 条正是讲病不在表，不在里，而是在半表半里的阳证，即少阳病；但对于半表半里阴证的认知者，至今仍甚少。

我们的先辈们从临床应用方证上进行了长期探讨：小柴胡汤方证属半表半里，这是人们的共识，柴胡桂枝干姜汤由小柴胡变化而来，多数注家亦成共识，该方证的病位仍与小柴胡汤一样属半表半里，那么怎样判定六经所属，这需要大家考证原文、总结历代注家经验，反复探讨来认识。不少先辈进行了探讨，如《刘渡舟伤寒临证指要》记有："当年刘渡舟老师与经方名家陈慎吾先生请教本方的运用时，陈老指出：柴胡桂枝干姜汤治疗少阳病而又兼见阴证机转者，用之最恰。"又张路玉指出："小柴胡汤本阴阳二停之方，可随症之进退，加桂枝、干姜则进而从阳，若加瓜蒌、石膏，则进而从阴。"阴证机转是什么？从阴从阳是什么？未曾说明，实际在指明六经所属。由应用、认识小柴胡汤方证，发展至柴胡桂枝干姜汤方证，显示了我们的先辈在临床应用、认识方证的漫长过程。柴胡桂枝干姜汤方证由小柴胡汤方证发展而来，因津液伤重，由小柴胡汤方证"阴证机转"而来，正是说明，人们先认识到半表半里的阳证，后认识到半表半里阴证，即厥阴病，这一认识，是由众多经方家，经过不断临床应用方证和探讨方证所体悟到的。

我们常以本方加减治疗急性病、慢性病，如发热、急慢性肝病、围绝经期综合征、白塞病、月经不调、痤疮等，与汤本求真、陆渊雷所集众多医案、医论有很多相同的体悟，说明该方证渐渐被经方界所认识。简而言之，认识该方证，据《伤寒论》第147、148条所述，凡见上热下寒，又见阳微结者，即可认定。本方证六经辨证符合厥阴病提纲，即柴胡桂枝干姜汤方证属厥阴病。

（冯世纶，原载于《中国中医药报》，2005年8月1日）

九、如何掌握经方用药规律

经方与后世方相比，因理论体系不同，故而用药也有所不同。如后世方认为桂枝、附子等不能用于热证，而经方常用于热证；后世方认为升麻升提，而经方认为主清里热；后世方用黄芩解表，而经方用其清半表半里、里热……。因此，欲掌握经方用药，必先清楚经方的主要理论，分而述之不过以下三要点。

（一）认识六经实质

欲知经方用药规律，必先明确六经实质。经方的六经实质，至今仍莫衷一是。《伤寒论》原序有王叔和所谓的误导为重大原因之一，使后世认为张仲景根据《内经》撰成了《伤寒杂病论》。这样，经方的六经便是《内经·热论》的六经，而与《伤寒论》的主要内容不符，遂使经方六经实质扑朔迷离。其实，了解经方的形成史，六经的实质也自然明白。

经方的起源，当追溯于上古神农时代。人们认识、适应大自然，即用八纲（表、里、寒、热、虚、实、阴、阳），认识疾病、药物亦用八纲。有病时，最多见者当属外感一类，其证在表。长期实践得知，病在表用发汗的药物可治愈，于是积累了生姜、葱白、麻黄、桂枝、蜀椒等治表证经验。然而，有的病经发汗或未经治疗而愈，但有的经治疗亦未愈而病入于里，此时不应再用发汗治疗，而应下治里之药。因里证分阴阳，里热者，用清里热药，如黄芩、石膏、大黄等；里虚寒者，用温补药，如干姜、人参、附子等。经验代代相传，以文字记载，其代表著作即《神农本草经》，该书在汉代完善整理传承，代表了经方单方方证的形成，《汉书·艺文志》："经方者，本草石之寒温，量疾病之浅深，假药味之滋，因气感之宜，辨五苦六辛，致水火之齐，以通闭解结，反之于平。及失其宜者，以热益热，以寒增寒，精气内伤，不见于外，是所独失也。"这一记载，实际标明了经方的起源和经方医学的特点，即经方起源于神农时代，起始即用八纲认识疾病和药物，即有什么证，用什么药治疗，积累了疾病的证和治疗该证的药的证药对应经验，即单方方证经验。

疾病复杂多变，古人渐渐发现，有的病只用一味单方药治疗不力，渐渐摸索了两味、三味……复方药治疗经验，积累了复方方证经验，其代表著作为《汤液经法》。该书相传为商代伊尹所著，考无确据，但从传承来讲，其与《神农本草经》一样，上继神农，下承夏商，复方方证经验积成于这个时代，成书完善于汉代，因有《汤液经法》三十二卷记载。值得注意的是，《汉书·艺文志》所记载的经方所用理论仍是八纲。

时至东汉，经方发展有重大进展，主要成就是，由八纲辨证发展为六经辨证。据皇甫谧《甲乙经》云："伊尹以元圣之才，撰用《神农本草》以为《汤液》，汉张仲景论广《汤液》为十数卷，用之多验。"皇甫谧生于张仲景同期稍晚，可谓对张仲景了解最深者，其称张仲景论广《汤液》为十数卷，而不称撰《伤寒杂病论》十数卷，可证汉代无《伤寒杂病论》书名，至西晋王叔和整理仲景旧论后，方有《伤寒杂病论》名。由于王叔和的收集整理，使后人得知，张仲景论广《汤液》与《汤液经法》最主要的不同是增加了六经辨证。而六经实质，皆是以八纲述证。再细读其内容，看《伤寒论》第 97 条、第 147 条、第 148 条等，凸显了半表半里概念，提示东汉前病位概念只有表里，而至张仲景时增加半表半里病位概念，才形成六经辨证理论。此一发展变革，民国初期杨绍伊的《伊尹汤液经》的考证，恰亦相吻合。

因此，经方大师胡希恕认为："仲景书本与《内经》无关，六经来自八纲。"这样，经方六经实质和用药原则就很明确，即六经辨证起源于八纲辨证，起初是单方方证，后渐发展为复方方证。由于方证积累的丰富和对疾病病位认识的进步，即认识到病位有在表者、在里者及在半表半里者，由只有抽象的八纲，发展为具实形的六经辨证理论体系，即太阳病为表阳证，少阴病为表阴证，阳明病为里阳证，太阴病即里阴证，少阳病即半表半里阳证，厥阴病即半表半里阴证，六经实质大白于天下。明确了六经，即明确了用药原则，即表阳证用汗法，表阴证用强壮发汗法；里阳证用清热法、里阴证用温补法；半表半里阳证用和解清热法，半表半里阴证用和解清热温下寒法。但具体治疗用药还要清楚方证对应理论。

（二）认识方证对应

汉以前只用八纲辨证，亦能大多做到方证对应，而使病愈，但对于病不在表亦不在里的疾病却无能为力。六经辨证解决了这一难题，使临床用药更具体化，真正做到方证对应。临床治病，先辨六经，再辨方证，做到方证对应，则药到病除。辨方证，比辨六经要难，胡希恕先生曾说："辨方证是六经八纲辨证的继续，亦即辨证的尖端，中医治病有无疗效，其主要关键就是在于方证是否辨得正确。不过方证之辨，不似六经八纲简而易知，势须于各方的具体证治细玩而熟记之。"

经方的方证名，反映了经方方证的对应关系，如麻黄附子甘草汤方证，其组成为：麻黄（去节）二两，甘草（炙）二两，附子（炮，去皮，破八片）一枚。其适应证为："少阴病，得之二三日，麻黄附子甘草汤微发汗，以二三日无里证，故微发汗也"。此即单纯的少阴表证。本方的组成，实为甘草麻黄汤加附子而成，即由治太阳病而变为治少阴病。再看麻黄附子汤方证：麻黄三两，甘草二两，附子（炮）一枚。药味与麻黄附子甘草汤相同，只是麻黄增加一两，其适应证变为："水之为病，其脉沉小属少阴，浮者为风，无水虚胀者为气。水发其汗即已，脉沉者。"即两方皆治少阴，但麻黄附子汤因水气重，故重用麻黄，使其方证对应。相类的方证，还有小半夏汤方证和生姜半夏汤方证……这些方证名立，与其证严格对应，其对应不仅是药味，而且包括剂量。

实际方证之难辨，还有更深一层意思，即必对每味药有清楚认识。如桂枝加桂汤方证，是认识到桂枝有解表，并治上冲作用。故当太阳病，见气从少腹上冲心者，加重桂枝用量，明确桂枝有降冲作用。这里不称桂枝汤加减，而称桂枝加桂汤，即反映了经方的方证辨证，不但要求药味对应，而且要求药量对应，即桂枝汤原有治上冲作用，今上冲症明显，适应再加重桂枝用量，故称为桂枝加桂汤方证。又如桂枝去桂加茯苓白术汤方证，因原是外邪内饮证，误用桂枝汤治疗，外邪内饮不解，且发汗后表更虚，此时不能再用桂枝解表，而用生姜解表，并加茯苓、白术利饮，使表解饮去而证解。既要明了生姜有解表作用，且与桂枝不同；还要明了茯苓、白术有利尿祛饮作用，此为方证对应。

（三）由方证探索经方用药

著名中医学家岳美中说："重读张仲景的《伤寒论》《金匮要略》，见其察证候而罕言病理，出方剂而不言药性，准当前之象征，投药石以祛疾，直逼实验科学的堂奥。"深刻说明经方治病以方证为主，用药以方剂为主。因其很少论述单味药作用，在《伤寒论》和《金匮要略》中就很难直接了解各单味药的作用，但临床症状复杂多变，须要据证加入对应药物。仅靠仲景原书记载的方药，尚不能完全达到与证对应。仲景书中有许多条文举例说明，当某方证出现某证时，要加减对应的药物。

而要对常用的每味药有所了解，必须要通过以方证类药，即通过方证药规律来认识每味药的药性特点。不少人对此做过探讨，如通过麻黄连翘赤小豆汤方证和麻黄酒醴汤方证类证，认识到麻黄不但能发汗解表，还能祛湿治黄疸，再遇黄疸时，可适证用麻黄祛黄；通过白虎汤方证和白虎加人参汤方证类证，可知人参能止渴，石膏能清热而无止渴作用，因热盛津伤口渴时，用人参而不用石膏，而因热烦躁时适用石膏；又通过理中汤方证、小柴胡汤方证、半夏泻心汤方证等类证，可知人参治里虚寒的心下痞，临证凡遇里虚胃脘胀满时可用人参……认识经方用药，还可参考《神农本草经》，以证选药。后世、近代出现的新药，据其药物性味特点，以八纲辨证辨药，皆可应用于辨证中，发展经方方证。掌握经方方证，认识经方用药，临证遇到诸如《伤寒论》所记载的方证，或未见记载的方证，皆可做到先辨六经，再辨方证，做到方证对应，临床得心应手。

经方用药，与经方方证一样，皆是祖辈历经世代总结的经验，经历了实践考验，疗效可靠。

也应看到，经方用药传承过程中遭遇困境、误导等原因，药味有限。疾病千变万化，后世不断发现的新药，有待溶入经方。

（冯世纶，原载于《中国中医药报》，2010 年 3 月 29 日）

十、慢性肾炎如何辨治

慢性肾小球肾炎，简称慢性肾炎，临床以水肿、蛋白尿、血尿、管型尿、高血压等为常见症状，根据病理诊断可分为系膜增殖性肾炎、膜性肾病、膜增殖性肾炎、局灶性肾小球硬化及硬化性肾小球肾炎等。我国以系膜增殖性肾炎最多见。本病多发于青壮年，也可见于其他年龄。病情多长年迁延不愈，多伴有肾功能减退或发展为肾功能衰竭、尿毒症，预后较差，宜早期诊治。中医治疗本病有一定特长，并不是一方专治，而是根据不同时期、不同症状用不同方药。

（一）外邪里饮表证实，祛邪利水炎可消

有关中医治疗慢性肾炎的研究报道很多，全国性学术会议也多次召开，普遍认为，该病多属“正虚邪实、脾肾损伤为主”，惜治疗上多重于补虚，略于祛邪。其实该病在古代即是常见病，古代医家已积累了宝贵经验，最重视祛邪治疗。如《金匮要略·水气病脉证并治篇》记载：“里水者，一身面目黄肿，其脉沉，小便不利，故令病水……越婢加术汤主之。”慢性肾炎最常出现面目及周身浮肿，小便不利，脉浮、口不渴或脉沉、口渴等症。辨证当为表邪实而里饮盛，为越婢加术汤的适应证，药用麻黄 18 克、生姜 12 克、大枣 4 枚、炙甘草 6 克、苍术 18 克。本方适证应用，不但能改善临床症状，且能消除尿蛋白、改善肾功能，且不可视药味少、药平淡而妄加药味、药量，画蛇添足。但如咳嗽、咽痛明显者，可加杏仁、桔梗、半夏等；尿血者，可加白茅根、阿胶、生地黄炭等，有是证，用是方，经方之旨也。又病不论长久、冬夏、春秋，皆可出现外邪

实于表，内饮盛于里之证，治当解表利水祛邪为务，且不可过早用补，闭门留寇。

（二）外邪里饮表气虚，固表利水治当时

慢性肾炎不论新久，又可常见四肢浮肿，下肢为重，自感身重，汗出恶风。此也为外邪里饮之证，但表气已虚，故治疗以固表利水为法，宜用防己黄芪汤，药用防己12克、生黄芪15克、苍术12克、生姜10克、炙甘草6克、大枣4枚。有报道黄芪可消尿蛋白，这里的生黄芪是用于固表，与它药配伍旨在利水祛邪实，无表虚者当慎用之。如身疼、肢冷明显者，可加茯苓、附子等。

（三）血虚水盛病厥阴，养血利水正能康

当慢性肾炎浮肿不甚，而见乏力，腰背、胸胁酸痛，头晕心悸，咽干心烦，眠差多梦等症，此表里邪不明显，而现半表半里阴证，即为厥阴病兼见血虚水盛，治以温阳化饮、和解厥阴、养血利水，为柴胡桂枝干姜汤合当归芍药散的适应证。药用柴胡12克、黄芩10克、天花粉12克、生牡蛎15克、生龙骨15克、桂枝10克、干姜6克、当归10克、白芍10克、川芎6克、泽泻12克、茯苓12克、炙甘草6克。如畏寒、肢冷、小便不利者，可加仙灵脾、川附子、益智仁等。

（四）肾炎面容有特征，阳虚水泛是大宗

不论急性还是慢性肾炎，常可看到其特殊的面容，即皮肤萎黄，既不是贫血，又不是黄疸，一望便知这是肾炎面容。中医重视望诊，在古代已有记载，如《金匮要略·水气病脉证并治篇》有："里水者，一身面目黄肿。"正是形容肾炎患者的面部、周身皮肤萎黄而同时浮肿的样子。可惜西晋王叔和把"黄"改为"洪"，后人又有不少附和者，造成后学费解、误解。其实临证者经常看到肾炎面容，如排除贫血证，再加问诊、检查，便可诊断为慢性肾炎。值得注意的是，这里的黄肿并不同于黄疸证之多是湿热，而是并见于虚、实、

寒、热之证，如前之外邪里饮表实证、外邪里饮表虚证、血虚水盛少阳证等，更多见于慢性肾炎病久，四肢浮肿、畏寒肢冷、神疲乏力、腰膝酸软、少腹不仁等症，即呈阳虚水泛之证，治疗则应温阳化饮，宜用金匮肾气丸加减。

以上是慢性肾炎常见的方证及治疗大法。该病临床表现虚实夹杂，复杂多变。因正虚易受外邪，症状也就多变，治疗也必随之而改变。如因外感而出现鼻塞、头疼、身重时，则宜用大青龙汤；如外感出现咽疼、口苦、纳差、心下痞等症，则宜小柴胡汤加生石膏、桔梗；如出现尿急、尿频、口渴等症，则宜与猪苓汤。随证治之，不能仅守一方。又慢性肾炎多有肾功能不全，用药应尽量减轻肾脏负担。治疗本病辨证要准，用药要精，多余的药不论是攻还是补，对肾功能都是不利的。

（冯世纶，原载于《中国医药学报》，2004 年 6 月 15 日）

第三章　让经方的声音更响亮

引言：让我们接过冯老的接力棒！

“冯世纶经方网络师承班”不久前在我们学习的园地——复兴中医网，发出号召——“让我们接过冯老的接力棒！”

是啊，冯老已经为他的老师们做了很多别人替代不了的工作，也已经为他的学生们做了足够多只有他才能胜任的工作，是我们这代人去担当起传承与发展经方时代重任的时候了！舍我其谁！

然而，我们又将以怎样的姿态去传承，以怎样的精神去发展经方呢？我们在思索、在尝试、在打拼，或许，我们有过犹豫，确实，我们也跌过跟头，但，挽手并肩、向前行进的脚步却一刻也未曾停歇！

看哪，透过眼前的那层薄薄的迷雾，黎明的曙光依稀可见了……

第一节　经方临床带教实录

经方学脉，远绍神农，千百年来，虽遭劫难，但终未泯灭，至今日而益加勃发，究其根源，在其确切理论指导下的确切临床效验。

总结临床经验也一直是师承授受的重心所在，团队分别于2007年和2012年整理出版了《冯世纶经方临床带教实录》第一辑和第二辑。

所谓“带教实录”，具备以下几个特点：①真实可信。所取材料，必于临床有验；所发议论，必基于理论知识和临证实践密切结合。②临证辨治思路清晰明确，使读者有章可循。既知其然，又知其所以然。③师生探讨，或揭其精要，或释其疑惑，足以发医案叙述本身未尽之意。

“带教实录”力争把临证教学的鲜活场面如实而又生动地搬到纸面上来，因此，内容编辑上以案为主，附议于案，也可以有专题研究，集中论述，附案于其后。“案”与“议”结合，在形式上分为“叙”“按”“评”。“叙”为叙述医案本身，包括病情描述、辨证分析、立法处方、用药和结果等；“按”即作者将案中心得体会加以阐发，紧贴医案本身，但有一得，遂其所宜而书来，不设拘束。“评”即由老师对学生学习成果所作的点评，要言不烦。而在“叙”中据临证实际情况，可穿插师生问答。

案不期于希奇，药惟求于中病，贵能以案证论，而验于所学，不片面贪著于数量。各辑间及每辑内所选医案力求：①真实，相对完整。②有独到体会。③避免重复。

我们目前正在积极开发经方临证、教学与科研数据应用管理与研究系统，努力争取有序整理出版冯老和团队成员们丰富而富有启发的临证验案。

这里有追求真知的严谨学术，这里有师生神交的温暖情谊。有位师兄对他20世纪90年代第一次进京求师问学的经历记忆犹新，那一天是数九寒冬，大雪纷飞，冯老门诊结束后直接领他到家里，边吃热汤面边讨论问题……

可以说，每一篇文章都饱含着说不尽的故事，希望我们的读者随着我们的文字也能深深地感受到那份发自内心的收获的欣喜与感动！

冯世纶运用六经辨证治疗耳鸣经验

耳鸣为临床常见症状之一，它是耳内或者颅内有声音的主观存在，是听觉功能紊乱所致的一种常见症状。近来耳鸣的发病率逐年增高，但西医学对于其治疗疗效多不理想。

中医对耳鸣的认识，传统多从脏腑、经络角度作解。后世医家对耳鸣细分研究，分为热上扰、肝火上炎、痰火郁结、气滞血瘀、气血不足、肝肾阴虚等证型，甚至细分至耳鸣如蝉、耳鸣如潮的区别。一般认为耳鸣多属热证，治则多用清热之法，如龙胆泻肝之属；或养阴潜阳，如耳聋左慈之类。临床治疗耳鸣，多实则泻肝清火，虚则补肾养阴。然临证治疗效果欠佳。

对耳鸣的认识基础源自《伤寒论》，其条文中涉及耳部症状的有两条，即第264条的“两耳无所闻”，第75条的“两耳聋无闻”。经方名家冯世纶教授临床治疗耳鸣，不用脏腑辨证，先辨六经继辨方证，强调辨证论治，因而疗效显著。现将冯世纶教授治疗耳鸣经验介绍如下。

（一）从少阳论治耳鸣

张仲景认为耳朵属于孔窍，乃轻清之府，稍受外邪则纷扰不停，受热扰则鸣不止。少阳病为半表半里的阳性证，其提纲“少阳之为病，口苦、咽干、目眩”，少阳病邪在半表半里，半表半里之邪不在表、不在里，故不可用汗、吐、下法，治疗当用“和法”。同时因半表半里之邪无出路，郁久化热，半表半里之证多伴有一定郁热，火性炎上，热上扰清窍，可现清窍之症，如口苦、咽干、目眩，口、咽、目皆为人体上部窍之症，耳朵也为孔窍，因此孔窍之病的耳鸣，从经方来看也多属于半表半里证的少阳病。近代经方家胡希恕先生指出：“少阳病，就是阳热在半表半里的部位，半表半里就是腹腔间，阳热在胸腹腔间，不能入里，也不能出表，热邪只顺孔道往上涌，在孔窍的地方发生热象。”

《伤寒论》第264条曰：“少阳中风，两耳无所闻、目赤、胸中满而烦者，不可吐下，吐下则悸而惊。”“两耳无所闻”“目赤”等，皆属于孔窍病变，属于少阳病，论述的是少阳病的耳鸣。因此对于耳鸣，伴有口苦、咽干、目眩少阳证的，辨六经当为少阳病，治疗从半表半里之少阳病入手，治疗采用小柴胡汤、柴胡加龙骨牡蛎汤和解少阳，若伴有口干喜饮等热象明显，可加入生石膏清热，给予小柴胡加生石膏汤等，疗效显著。

医案一　冯某，女，38岁，2010年3月31日初诊。

［**病史**］双耳鸣响半年，耳鼻喉科诊断为“神经性耳鸣”，中、西药物治疗多时，效果不显。刻下症见：双耳鸣响，呈持续性，精神欠佳，见头晕，胸闷，失眠，易惊，口略苦，腰酸，大便不爽，舌苔腻，脉弦细。

［**处方**］柴胡12克　黄芩10克　清半夏15克　党参10克
桂枝10克　生龙骨、生牡蛎各15克　苍术15克
炙甘草6克　枳实10克　防己10克　生姜15克
大枣4枚。

7剂，水煎服。

二诊：耳鸣明显减轻，睡眠好转，精神好转，胸闷已。但仍舌

苔白腻、脉细。

［**处方**］上方去枳实、防己，加远志10克、石菖蒲10克、白芍10克、当归10克、赤小豆15克。后根据症状加减用药，治疗月余而症痊愈。

后随访半年耳鸣未再复发。

分析：患者胸闷、失眠、易惊，辨为半表半里的阳性证少阳病，同时头晕、胸闷、腰酸、大便不爽、舌苔白腻。考虑太阴虚寒，存在水饮内停，故少阳热夹饮上冲，侵犯清窍则发作耳鸣。故辨六经为少阳太阴病，水饮内停证，辨方证属柴胡加龙骨牡蛎汤加苍术、防己证。

柴胡加龙骨牡蛎汤为临床治疗耳鸣常用方，其方证见于《伤寒论》太阳病篇第107条："伤寒八九日，下之胸满烦惊，小便不利，谵语，一身尽重，不可转侧者，柴胡加龙骨牡蛎汤主之。"对于本条的解读，历代注家认识多有不一。冯世纶教授认为，本方以小柴胡汤去甘草扶正达邪、和解清热为主，加桂枝降冲，茯苓利水，大黄泻下，龙骨、牡蛎、铅丹镇静安神，用于小柴胡汤证见气冲心悸、二便不利、烦惊不安者。该案根据症状分析，辨证为柴胡加龙骨牡蛎汤证，因大便不干，故去大黄，胸闷水饮偏重，加防己利水。因药房未备铅丹故不用之。

二诊时因胸闷已，故上方去枳实、防己，但仍舌苔白腻、脉细，故加远志10克、石菖蒲10克。化痰利饮安神，加白芍10克、当归10克、赤小豆15克养血利饮通窍。赤小豆、当归为赤豆当归散，该方出自《金匮要略》，冯世纶教授认为该方养血之中兼以利饮，为攻补兼施之方，适用于血虚水盛之证。

因本案方证辨证准确，故能取得良好疗效。

（二）从太阴论治耳鸣

耳鸣虽多见于少阳热扰，但临床上治疗耳鸣不能拘泥于柴胡剂和解治疗，因他经也可见到耳鸣一症，故临床治疗仍需要辨证论治。冯世纶教授认为，太阴病也可见到耳鸣。如《伤寒论》第75条指出："未持脉时，病人手叉自冒心。师因教试令咳而不咳者，此必两耳聋无闻也。所以然者，以重发汗，虚故如此。发汗后，饮水多必喘，以水灌之亦喘。"该条讲述因重发汗造成津液虚衰而致耳聋，津液虚衰属太阴，因此该条论述的是太阴病的耳鸣。

太阴病病机为里虚寒，正如第277条所言"属太阴，以其脏有寒故也"，机体功能衰弱则容易导致水饮内停，郁遏气机，气机不利则夹饮上逆，侵犯清窍而导致耳鸣。太阴病水饮内停证的耳鸣，同时多见伴有头晕、口不干或口干不欲饮等痰饮内停之症。治法遵"病痰饮者当以温药和之"的原则，给予温中化饮治疗，使太阴得温，水饮去、气机利，则清窍自安。

医案一 张某，女，29岁。

［**病史**］耳鸣，头晕，与姿势无关，半年余，血压低，视物旋转，心悸，汗出多，纳差，口中和，二便可，手脚凉，舌淡苔白、根腻，脉沉细。

［**处方**］苍术15克 茯苓15克 桂枝10克 炙甘草6克 清半夏15克。

7剂，水煎服。

后随访得知，7剂药尽而耳鸣痊愈。

分析：该案以耳鸣为主诉就诊，虽然耳鸣为孔窍之症，多见于少阳病，但该案并无明显半表半里热象，故不考虑少阳病，当然也不符合时方所谓的肝胆热扰、肝肾阴虚等证型。临床先辨六经，因无明显少阳证，故六经辨证不属少阳和阳明。依据口中和、腹胀、不能食凉，六经辨证可判为太阴病里虚寒证，里虚寒则容易导致水饮内停，水饮上犯清窍，导致耳鸣。故辨为苓桂术甘加半夏汤证。

医案二 姜某某，女，50岁，2008年6月就诊。

［**病史**］耳鸣月余，口中和，腹胀，平日饮食凉物则胃脘不适，

无头晕，无汗出，舌淡苔薄白，脉细。

［**处方**］桂枝15克　茯苓15克　苍术12克　炙甘草6克　清半夏15克。

3剂，水煎服。

服药3剂后耳鸣大减，嘱饮食调理而愈。

分析：该案根据口中和、腹胀、食凉则胃脘不适，少阳、阳明热不明显，故辨六经为里虚寒的太阴病，水饮内停证，水饮上犯清窍致使耳鸣，继辨方证为苓桂术甘加半夏汤方证。

太阴病水饮内停之证，临床并不少见，《伤寒论》中“起则头眩，振振欲辟地”的描述，就是水饮上冲的表现。冯世纶教授指出苓桂术甘汤有“降气冲逐水饮”之力，在此基础上加入半夏加大和胃降逆，治疗方证对应，故三剂取效。

（三）总结

冯世纶教授强调：经方辨证治病，主要依据“症状反应”，对于耳鸣治疗，当遵循先辨六经，再辨方证的原则。使方证相应，方可收到良效。

总之，经方诊治耳鸣，辨证不出六经。临床治疗当遵先辨六经再辨方证的原则，详细审明六经归属，辨明表里寒热虚实，治疗方不犯原则性错误。耳鸣多见邪气上扰清窍，其中属半表半里热者（少阳病）居多，但太阴病水饮上犯者亦不少见，对于属于半表半里证的少阳热扰所致耳鸣，给予和解少阳之法常可获效，对于太阴里虚寒水饮上逆所致耳鸣，给予温胃降逆利饮，则可据证选用苓桂术甘汤、真武汤、茯苓饮等，可获满意疗效。

（马家驹，北京中医药大学）

第二节 开创一所真正没有围墙的大学——冯世纶教授经方网络师承学院

“学堂诊室复书房，霰雪流萤四时忙，白首不移青云志，利济群生嗜经方。”这是冯老2007年下半年利用每周日下午半天在北京中医药大学给同学们讲授《伤寒论》课程时收到的一张带有同学们集体签名与祝福的新年贺卡上的一首小诗。冯老是一位高明的大夫，也是一位严谨的学者，更是一位热心的教师，为了大家能够尽早尽快地学好用好经方，冯老以古稀之年，仍不辞劳苦，长年奔走于诊室、书房还有为我们授课的课堂。

在北中医集中讲课之前，冯老还曾在多个场所和场合宣讲经方学术，其中就有一些包括外阜电视台的讲课邀请，学生们以路远辛劳劝冯老推辞不去，冯老却说：“只要让我讲经方，我就去。”颇有一股夫子为宏仁学、兴礼乐而义无反顾欲“乘桴浮于海”的气魄和决心。

为加快培养经方后继人才，冯老在弟子团队的协助下，开办经方网络师承教育，在线讲授《伤寒论》并答疑解惑。冯老不顾年高，再次“挂帅出征”，而这一课，一讲就是四年。在这所没有围墙的经方大学里，师承班开班不到半年，报名参加者已超过300人，且以每期百人的规模递增，参与学习的人员来自中（包括大陆、香港、台湾）、日、韩、新加坡、法国、马来西亚、美国、加拿大等国家和地区。每周六下午为冯老给同学们的固定授课时间，五湖四海，齐聚一堂，同时在线聆听者多达上百人，加上下载听课者达到千人以上，形成一股热烈的经方学习氛围。同时，每年5月底或6月初举办一届经方师承班面授暨学习交流会，截至2013年已成功举办四期，每届参会现场达120余人。

这里选取的几篇文章，是我们师承班教学活动的生动再现，在这片芬芳四溢的苗圃，不远的将来必将长出一棵棵拄天大木！

一、传承经方学术，造福天下苍生

——冯世纶教授经方师承班代表开班发言

冯老师好！师承班的学员们大家好！

首先请允许我代表师承班的组织者团队、代表师承班的全体学员、代表复兴中医网的全体管理人员感谢冯老师给我们大家一个共同学习、提高中医经方的理解和运用的机会！

有些学员对冯世纶老师都比较熟悉了，我还是简单向大家介绍一下：冯老师曾先后任职于北京中医药大学、中日友好医院，现任主任医师、教授。冯老师多年来一直从事中医的临床、科研、教学工作。尤其重视中医的继承和发扬工作，先后师承胡希恕、董建华、赵绍琴等著名中医，而专注于经方研究，整理总结了经方大师胡希恕先生对经方研究成果，并考证了经方理论体系的形成，率先提出《伤寒论》属中医独特的经方理论体系，发表了《 < 伤寒杂病论 > 是怎样撰成的》等论文，出版了《经方传真》《张仲景用方解析》《中国汤液经方》等专著。近几年来，用经方治疗内、妇、儿、外科等病，药简而效彰。

胡希恕先生是一代经方大师，学验俱丰。冯老师继承和发扬了胡希恕先生的经方学术思想，堪称当代经方大师。

冯老师常常教诲我们要做一代经方传人。冯老不辞辛苦，在繁忙临床之余，不忘继承胡老衣钵，将讲授经方、传授经方为己任，不但利用学术期刊、中国中医药报为阵地传播经方，更是身体力行，临床之余亲自讲授经方，2006 年每周前往后海湖畔的中道堂讲授《伤寒论》。从 2007 年 5 月开始更是在北京中医药大学坚持了半年余，利用业余时间给经方爱好者系统讲授《伤寒论》，更是多次外出讲学，并在北京中医药大学做了两场经方学术讲座。

冯老此次在复兴中医网开办经方师承班，也是其传播经方学术努力的结果，无论“长幼妍媸、华夷愚智”，只要对经方充满热爱，皆可学习经方、继承经方。

这次报名，有些同学把我们这个师承班称为一次千载难逢的机会，也有的同学把能够得到冯老师的指导真诚地称为三生有幸，我能够理解大家的心情，可能有的学员对此认识还不深，但这也正表达了我本人目前的心情，我认为有以下原因：

1. 经方是中医临床的精华部分，正确指导临床，疗效卓著，绝大多数学员都是经过中医临床的，对此都有深刻的体会。

2. 冯老师的工作和学术的研究、讲授及总结工作十分繁忙，为了中医经方的传承和弘扬，冯老师能够拿出时间给我们这些中医后生们亲自讲解并且当面指导，这样的机会非常难得。从这个角度讲，我们是非常幸运的。

3. 我们的学员来自四面八方，从报名表的统计情况看，有来自祖国各地的，也有来自加拿大、澳大利亚等国外的同学，我们能够聚到一起学习，机会难得。

4. 我们目前采取的网络和面授相结合的师承学习方式，在目前的中医学习方式当中，基本是绝无仅有的，也可以说是千载难逢吧。这也是我们每一个参与者的创举。

5. 我们都是从事中医临床或相关研究的同行，这次学习完全是利用业余时间，持续这么长时间的有组织的学习活动也是比较少见的。

需要说明的是，这次师承班的筹办起因，几乎完全是冯老师传承中医的意愿，也正是冯老师这种精神感染着每一个师承班的组织者。

我有幸能够侍诊冯老师，冯老师把第一届师承班的部分组织工作交给我，我感到压力很大，竭尽全力希望我们能够实现冯老师的心愿，同时也为中医的传承付出自己的一份努力，以不负老师和报名参加学习的同学的信任。

我本人也是一个普通的中医医生，现在的师承班的同学当中，有许多人是中医业内学验俱佳的长者，也是我的老师，我是这次师承班的组织者，也是一个学习者，在此对于这次师承班的组织工作中的一些不尽如人意的地方，请大家谅解，同时也希望大家在将来的学习过程当中能够帮助我。

现在我代表师承班的组织团队和复兴中医网向各位同学提几点期望：

1. 珍惜这次学习的机会。冯老师曾经跟我们反复强调过，《伤寒论》就是一本最好的医案，反复研读和正确深入的理解是学好经方最重要的根本。可能大家认为条文的学习是枯燥的，也可能认为那么几条，一会儿就看完了，这都将影响我们的学习效果。建议我们一起反复思考，并且结合自己的经验、理解，进行研讨和领会。

2. 中医的学习不是一朝一夕的事，也不是三年两年的事，是一辈子的事。我们能够通过这样的一个特殊机会一起学习，我们就成了志同道合的同行、朋友、同学，在学习过程当中和以后的网络和现实交往当中，互相帮助、互相尊重。我们就是一辈子的同学和志同道合的朋友。

3. 希望我们的每一位学员，既成为经方的学习者，也成为经方的弘扬、传播者。我们不但师从冯老师的学术思想，也要学习冯老师无私弘扬中医的精神！只要冯老师精力允许，在冯老师的指示和领导下，我们的经方师承班还会一批一批地办下去，我希望实现像当年儒学弟子三千的规模，更大程度上实现中医精髓的思想传播天下，同时也实现我们的师兄弟、志同道合的同行满天下的前景。当然，这更需要我们第一批学员的积极参与和支持。

4. 互相学习、尊重师长。希望我们第一批经方师承班的同学们，积极展开经方理解的交流、临床经验的交流、临床病案的互助交流，学术观点的不同和探讨不会影响我们是志同道合的朋友关系，不会影响我们是经方师承班师兄弟的关系。专业观点不同可以探讨、交流，但切不可因为专业观点不同而赌气，甚至不满，发牢骚，这么做对不起冯老师的无私付出，对不起组织者团队的一片真诚。

另外，由于是网络的交流和学习方式，目前有一股不良的风气，就是互相指责，争一个你高我低。我作为复兴中医网的创办人，曾经反复提倡“三人行，必有我师”的学习精神，尊重大家、尊重师长，就是尊重自己。

最后，我再次代表诸多学生们感谢冯老师的无私付出！

代表经方师承班的组织团队欢迎各位同学的积极参与！

代表复兴中医网，感谢大家的支持和信任！

同时，借这个机会，我感谢复兴中医网的管理团队的每一位版主、超级版主，是他们的辛勤维护和建设，我们才有了今天这样一个交流和学习的场所！

〔**说明：**这篇文章是师承班发起人和主要负责人之一陈建国班长（网名老猫）在开班第一课前的讲话，由学习小组根据录音整理，除个别字句略做修正外，未做大的改动，标题为整理本文时加入，内容为师承班首期面授时同学代表送研究室的锦旗文字，也可以说是我们师承班的班训，一直激励着我们这些经方学子。〕

二、冯老讲课实录（2009年10月24日）

按语 我们学习的一般程序和形式是：将《伤寒论传真》的内容以条文顺序分批次上传到复兴中医网“冯世纶教授经方师承学院网络直播”页面，大家在线学习，在留言跟帖中可以写出自己的心得体会，也可以提出疑问，还可以选择问题给予答复进行探讨，周末由负责的版主将大家讨论学习结果进行总结，梳理和提炼出未能明确的共同的难点和疑点。冯老一般会在周六下午在线答疑，讲课录音将在一周内整理完成，相关具体操作都由师承班班委会指定专人组织负责。目前已经顺利完成整部《伤寒论》的学习，形成数百万字的讲课学习资料，可以说凝聚着冯老和众多经方学子的心血！

在这里提供开班第一讲的录音整理文稿，供大家学习参考。冯老在历次讲课中反复强调《伤寒论》的前三条非常重要，是经方入门的“眼目”，在本讲中也多次提及。

大家下午好，今天咱们这个班开始讲了，大家热情挺高，刚才老猫也讲了很多，期望挺高。但是我讲课能力不行，我也不知道怎么讲，咱们就是在一块互相学习吧。

学习方法嘛，我想咱们就是学好原文。所谓传承传承，你从哪儿继承呀，从咱们老祖宗那儿传下来的就那么点东西，经方，《伤寒论》就那么多。实际上他传承得不好，在汉代就差点传丢了。经过王叔和的整理，原先《汤液经》的样子，内容是有，但是干扰了一下，用了一些岐黄的理论，给我们传承上带来了很大的麻烦，不好理解了就是说。如果按原先的理论体系来理解，《伤寒论》很好学习的，按照胡老的这一套，按照八纲，六经就是八纲，来自于八纲，这样理解，应该说很好理解，但是由于历史上的好多原因，造成了误读传统。所以咱们开的这个课，好多人说要咱们办一个班，师承班，我说可以。学习的方法，我说主要就是学原文，学原文就是为了最好的继承。你学的是《伤寒论》，你想学《伤寒论》，但实际上好多人学的不是《伤寒论》，是《内经》了，实际上咱们《内经》也要学。祖国的医学有好多派，有好多内容，《内经》也要学，经方也要学。现在就是《内经》学得不多，经方了解得也不多，尤其是真正了解经方医学的人比较少。所以有它的历史原因，误读传统，《伤寒论·序》上的一些原因吧。所以今天吧，咱们开始讲，怎么着学，怎么着讲，咱靠大家的力量，看大伙儿怎么着学，怎么着讲比较好，今天开始嘛，也不着急，我们看看吧，商量商量怎么着讲好，实际上学习《伤寒论》跟学习其他的知识是一样的，主要靠自己的理解，《伤寒论》更是这样，有时候看一遍，不见得懂，有的还需要经过临床来体会，当时懂了，以后不见得懂。因为有好多实例已经说明，咱们的前辈刘渡舟也好，胡希恕也好，他们年轻时的学习，对这个问题的看法是一样的，到了十年以后，他认识又不一样，二十年后又不一样，对每个条文，因为古代留下的文字的东西，有时候不好理解，在临床上碰到过，不经过临床，没有体会，他就体会不到。就像白通加猪胆汁（汤），胡老在20世纪60年代时认为这条文是对的。后来通过逐渐学习，通过反复学习，说这个条文不对，肯定是错了。为什么，他就反复地读，当然单看这一条是肯定不行，看通脉四逆汤和白通汤，它这个附子的用量，哪个大？白通汤，用得很小的；通脉四逆汤用得大多了。所以这个回阳就靠附子，你不靠附子，靠葱白哪行啊。所以后来就是再一读原文，说是方子错了。应当是通脉四逆加猪胆汁汤，弄成白通加猪胆汁汤了，为什么造成这个结果呢，就是读书，读书，实践，实践，他临床有了这个体会了，就认识到这个问题了。所以有时理解一条，理解一个问题，需要通过反复读书，通过临床的反复实践，所以要通过我们自己的脑子，真正的理解，靠每个人，讲，互相讲，像我讲也好，同学们之间相互讲也好，它是个启发，互相启发的过程，走近路，启发后，说，哦，我也想到这个问题了，所以说，我们说怎么着学习呢，我主张是咱们从读原文起，互相读原文，你有什么看法，我有什么看法，这一条该怎么读。我看咱们的网上这几天对那两条，讨论得非常热闹，我看不错，有些人都认识到了，有些人，因为各有各的经历，各有各的读书经验，有的就是认识到咱们这个《伤寒论》是一个独特的自成体系的经方理论体系，不能用那个脏腑经络（体系），跟岐黄派一样的去理解，它是两个系统，两个理论体系。有的人，他就是受这个影响，看了这个书，受这个理论的影响。他就讲脉浮，头项强痛而恶寒就是太阳经经络所过嘛，这样理解，现在看还可以，以后遇到的问题更多，所以我们在开头的时候要开好，把这个头几条读好，读好之后，咱们再继续学习，基础打好了，这样咱们再学习下面的条文就比较容易了，不走弯路了。看看今天咱们都需要讲什么，怎么着讲，是不是着重于讨论。咱们不着急，一星期讨论两条是不是可以，你们看看。就是集中学习这两条，咱们不要着急，消化好了，都理解了，咱们再接着往下学。不用着急，有的条文，很好理解的，咱们很快就跳过去了，不用费多长时间。看看大伙儿的意见。（不能说话，听不到声音是吧。）好听听大伙的意见，怎么着学习，怎么利用现代化的工具。

老猫：冯老师把自己的意见给大家说了，现在就是说大家第一次见面，希望大家都上来互相认识一下，自己介绍下对经方的了解程度，自己学习的体会，然后大家相互认识一下。希望大家踊跃排麦。

学习《伤寒论》有人提出来让我讲，实际上，我的意见，就是咱们自己先看。因为我们现在，胡老讲的，我们有一个有利的条件，关于《伤寒论》胡老条文的注解，还有我的一些注解，胡老讲的注解后面，我做了一个注解吧，也叫做解读，也就是说谈谈我的看法，有的跟老师不一样的，也谈了，有的就是说需要进一步加深认识的我也谈了，就是加在那后头了。这本书马上就出来，再过两星期就可以见到这本书。所以大家伙可以看这个书上的注解，每个条文的解释，有胡老的，有我的，一些注解吧，算是我的一些讲座吧就是。这样从文字上每个条文上，这样读来读去理解，看大伙儿能不能理解，如果不能理解，咱们提出来，我再讲，这样效果就快了。不要我每一条每一条讲，因为我讲啊，就是基本上没出书上，咱们出的《中国汤液经方》这本书上，下面这个新书就是我在原有的基础上，在《中国汤液经方》基础上吧，我分成两本，一本叫做《伤寒论传真》，一本叫做《金匮要略传真》，就是原先老师在 20 世纪 80 年代以前的注解，当然注解有些是我在 70 年代听课讲课摘录的老师的笔记，以后啊，我看到有些老师经过反复修改的，像 148 条，我也整理了一下。对于《中国汤液经方》，在当初的时候，基本上是胡老60年代至70年代初期的一些讲稿。最近要出的一本，叫做《伤寒论传真》，我就是比较明确地分出来了，注解、按语都是胡老的原先的笔记，解读有一个分开的，那就是我的注解。这样咱们看看，读读咱们老师胡老怎么讲的，我的一些看法，这样对每一个条文的理解，能理解不能理解，能理解就行了，理解了咱们就懂了，不理解的咱们一块儿讨论。我看这样效果比较好，咱也不能着急，现在要谈什么药物的剂量啊六经八纲啊，这个没有顺序的讲，也可以讲，有机会可以讲吧，但是我们讲，所谓传承啊、继承啊，就是把原文理解好，这本书就行了，整个《伤寒论》你就掌握了。原文读不好，往往就是，你怎么理解，听谁，看了一本书上怎么理解的，这样往往不是原来《伤寒论》的实质，就是说走了样了。所以说，我们不用着急，我们讲学习的办法，先自己看书，看完了以后，有什么问题提出来，咱们一块再互相讨论，提出自己的意见。咱们有的同志吧，有的大夫，有的张仲景吧，提出来说，脉浮头项强痛而恶寒这就是太阳经经络所过嘛，就是按经络解释，他可以这么说，他有他的理由啊，为什么这样理解的，还可以互相讨论嘛。当然学术嘛，有它的一个发展过程，有一个认识过程，我们在学习《伤寒论》的时候，要学到它真正的实质，以前好多人学不到《伤寒论》，读了伤寒不会看病，他是没有读懂，为什么呢，他那个教材有问题，他那个指导思想不行。我个人的意见，咱大伙儿看看行不行地通，我们就两个星期以后，可以见到《伤寒论传真》这本书，这本书由人民军医出版社出版，估计啊半个月到新华书店就可以看到这本书，看原文，看完原文之后，有什么意见，咱们提出来共同讨论、共同提高吧。

问题1：太阳病，但因病人自服解热镇痛药后就诊，出现脉浮、头昏，无项背强恶寒，此病算太阳病吗？

好，刚才老猫要（我）回答两个问题：第一个，原本是太阳病，但因病人自服解热镇痛药后就诊，出现脉浮、头昏，无项背强恶寒，此病算太阳病吗？这个问题，原本是太阳病，就是知道是太阳病了，吃了解热药以后，还有脉浮，没有头项强痛恶寒，还算太阳病吗？只有脉浮，还是拿太阳病提纲来衡量它，是不是太阳病，就看他是不是符合太阳病提纲。如果脉浮，没有其他症了，那可以还算是太阳病，吃了药以后，没有全好。但是如果出现了口苦咽干，或者出现少阳症状了，如果出现里证了，口渴，那脉浮也不是太阳病了，起码是太阳少阳合病、太阳阳明合病，或者太阴合病。所以这就看临床的具体症状，所以这个提纲是我们用来判断太阳病、少阴病、少阳、阳明、太阴，六经提纲是相对的，都要看到。光看太阳病提纲，不看其他的提纲也不行，应该六经病提纲都要了解，这样判断这个病，现在只有脉浮，是不是算太阳病，你是清楚了。临床上说，原来他是个感冒头痛，是个太阳病，吃了药以后，头项强痛恶寒好了，只有脉浮了，没有其他症状了，可以说是太阳病还没全好；如果出现了其他症状，那就传变了，如果口苦咽干，成少阳了；如果有汗出口渴，那成阳明了。所以就看具体的症状，提纲就是我们判断疾病的提纲，是判断疾病的方法，是主要的内容，所以叫提纲。大伙儿讨论这个提纲，我看是比较重视的，这个确实是学习《伤寒论》、学习《伤寒论》经方的六经辨证的关键问题，必须重视这个六经的提纲。现在临床上许多大夫，声称自己尊重张仲景，是经方派，但是遇到问题的时候就不用六经来判断疾病是太阳是少阳还是太阴，而是用经络脏腑的理论去解释了，这就不是经方的理论了，他把提纲都忘了。这样就是我们现在重视提纲，确实理解了，到临床上判断的时候就根据提纲来判断了。这个问题提得还是不错的，能进一步理解提纲的作用，就是根据提纲来判断在表在里，在太阳在少阳，在少阴在厥阴，它是用提纲来判断的。

问题2：有头项强这一症状的患者不少，但是只有恶寒或者恶风，发热汗出脉浮缓症状也多，所以太阳病必须见到脉浮头项强痛而恶寒，是不是这样？

下面一个问题，有头项强这一症状的患者不少，但是只有恶寒或者恶风，发热汗出脉浮缓症状也多，所以太阳病必须见到脉浮头项强痛而恶寒，是不是这样？这个太阳病提纲它是有头项强痛而恶寒这么一个症状，但是并不是说太阳病必须出现头项强痛而恶寒，如桂枝汤里头就没有，桂枝汤开始就没有头项强痛而恶寒，但是诊断桂枝汤的时候，符合太阳病提纲才诊断为桂枝汤，但是桂枝汤强调什么，发热、汗出、恶风、脉浮缓，它强调这个，但实际上也还有头项强痛，但是有些不明显，你比如后面桂枝加葛根的时候，它就强调了有项背强几几，所以这个头项强痛不是必然有的，没有头项强痛的它也是太阳病，（因为）其他的症状有，其他的症状有什么，脉浮、恶寒、发热，这些它都有，当然你要判断有汗出没汗出，有口渴那就不是太阳病了，或者是合病，或者是单纯的阳明病了，所以提纲里不是说都是全的。你看陆渊雷在《伤寒论今释》里他也讲了，关于太阳病提纲，他也认识了，不是说全部积累每一个（症状了才是太阳病），有一个症状的，人家就一个头痛，刚才说了（就一个）脉浮，其他症状没有，就一个脉浮，那你说是太阳病没错了？他也可以是少阴啊，恶寒得厉害，没有精神，那是少阴病了。所以这里面这几个提纲要相互理解了就好了。有人现在脉浮、头项强痛而恶寒都有了，是不是太阳病呀？不见得，因为人家又有了口干口苦，那不是太阳病，或许是少阴少阳了。所以这个东西，提纲就是给我们一个界限，恽铁樵说的是界数。界限里面有的可有可无，不用全，但是你得看有没有其他的症状，所以才能确定是不是太阳病。所以这个怎么来理解，提纲怎么理解，太阳病的提纲，咱们这才刚讲到太阳病，每一个提纲就是判断一个六经的一个界限，一个标准，标准里头不一定全有，有一个的也可能是太阳病，全有的不一定是太阳病，要看其他的症状有没有，要综合起来看。这个提纲我看咱们大伙儿都在讨论，已有些认识了，这个提纲应该怎么去分析它，我看应该用八纲去分析它，用八纲去衡量它，这是个八纲的提纲，不是经络。脉浮头项强痛而恶寒，脉浮是在表，其他出现头项强痛而恶寒，是它反应比较强烈的表现，比较阳性的症状，它跟少阴病比起来，那就是比较虚寒比较虚弱的一些反应，不一样，是阴证了。有人提出脉浮头项强痛而恶寒，这里面怎么没提到发热呀。实际上它提到了，后面第七条那个关于太阳与少阴的鉴别，它就提出来了，发热恶寒，发于阳也，是太阳；无热恶寒者，发于阴也，是少阴。太阳病有的人发热，有的人不发热，符合这个提纲的，他也是太阳病；有的不符合，有发热的不一定是太阳病。有脉浮头项强痛而恶寒，有发热，出现了口渴，那就不是太阳病，那是阳明和太阳合病了。所以这个提纲呀，它提供了一个判断标准，一个界限。你没有口渴，有这些症状，那是太阳；有了口渴，那不是，是阳明了，所以它是一个界限。所以这个提纲呀，咱们要好好地理解。

看看吧，这里面有一个结合临床的情况。我们在临床当中就可以碰到，你熟练了以后，看到了脉浮，这个人怕冷，还没有头痛，刚发病，经常碰到这样的，白天非常好，没什么感觉，到晚上觉得发冷，让你一摸脉，他脉浮，这时候排除其他症状，没有口苦咽干，没有拉肚子，可以判断是太阳病。待一会可能头痛，发热就出现了，他有个过程。一般的，出现了恶寒、脉浮，就可以判定是太阳病。

其他的看下面原文就知道了，看麻黄汤就知道了，头痛，腰痛，骨节痛，全身痛，实际上脉浮头项强痛，这是说了个大概，它这个表证，身疼痛，都是属于表证，不管是少阴表也好，太阳表也好，都是属于表，属于表的阳证是太阳，属于表的阴证，那是少阴，所以身体痛也是属于表证。

（一个患者，18 岁——?）这就是发热口渴，不恶寒，微渴，这是个太阳阳明合病，因为有发热汗出口渴，不恶寒微渴，脉浮，这综合起来是个太阳阳明合病，应该是麻杏甘石汤或是大青龙汤，自己再分析分析就行了，所以这牵涉两个经的情况，现在重点讨论太阳病的提纲。现在看看大伙儿对太阳病提纲的认识，先弄清楚这个，不要着急，弄清楚这个下一步就学得快了。

咱们的教材，大伙儿要求统一教材，我看咱们就用这本（《伤寒论传真》），现在我拿到样本，大概半个月后，各个新华书店都有。可以根据这本书，文字性的东西咱们可以看，先一条一条地看，看完了以后，有什么问题咱们再讨论。我讲也讲不出多少，基本上就按照书上的这些内容来讲吧。读了之后，经过自己的脑子，看看有什么问题，有什么体会，咱们可以在一块再讨论，就清楚了。这本书，人民军医出版社出的，咱们统一用这一本吧。如果没有这本书，原先的《中国汤液经方》也可以，那个大部分是胡老的一些笔记。不过那本书，我们没经验，有的加了一些我的看法。这本书就基本上把它分开了，老师的一些笔记和我的注解就分开了，这样可以参考老师是怎么样的看法，我们这一代人是怎么个看法，这样再结合临床，咱们学习《伤寒论》原文就可以更深一步理解了。

问题3：发热、恶寒、脉浮，伴有口干，是太阳合并阳明吗？

问发热、恶寒、脉浮，伴有口干，是太阳合并阳明吗？发热、恶寒、脉浮，伴有口干，这个只从这点就可以判断是太阳阳明合病，没有其他症状，这是可以判断的。如果还有拉肚子，还就可能有太阴了。所以，发热、恶寒、脉浮，是太阳了；口干，那是阳明了。但是有可能是少阳，口干有可能是少阳，但从这个情况所说的来看，脉浮，发热恶寒而口干，一般是太阳阳明合病，不完全在表了，已经往里传了，传到里了。这是常见的病，有些感冒，吃了药后，没好，出现口干，这是往里传了；有的没吃药，昨天还发热恶寒口不干，今天出现了口干，也是往里传了，是太阳阳明合病了。这个问题是这样了。

问题4：发热、恶寒、体痛，脉浮紧，没有呕逆，算不算太阳伤寒？

这个没有呕逆，发热、恶寒、体痛，脉浮紧，提纲里有嘛，你拿提纲衡量吧。这个就是一个伤寒，发热、恶寒、体痛，脉浮紧，就是一个伤寒，太阳病是太阳病，还是表现为伤寒证，不是中风证。

问题5：恶寒是由于温度差的原因，那无热的恶寒是什么机制？

关于病因病机的事，许多医家，你像陆渊雷、柯韵伯，还有恽铁樵，经方，胡老提出，是根据症状反应来治病的。陆渊雷提出，医学，当然是指的中医，是先从治疗开始。他的意思，经方的发展历史也是这样，从方证对应开始，在古代，出现什么证用什么药好了，就记录下来了。先是单味药，以后单味效果不好，才出现了复方治疗。用什么方子治疗什么证。所以，医学，是先有治疗来发展的，后来，从这个治疗效果上再来总结这个病因病机。经方是这样的。原先不是先去求它的病因，是怎么得的，是伤了风啊，是伤了寒，是受了火邪啊，还是受了热邪等等，而是根据症状的反映，是在表，是在里，来总结经验的。所以，他对病因啊，为什么恶寒，为什么发热，最初是不清楚的。等治疗好了，总结经验了，才来探讨为什么发热，为什么恶寒。像成无已，先写的《注解伤寒论》，后来才写的《伤寒明理论》，为什么这样？就说，有些问题，《伤寒论》上没说，为什么恶寒，为什么发热，这些道理，最初是不清楚的。进行了探讨。这些，有的是探讨对了，有的还没探讨清楚。因为，有些要根据治疗好了之后，才能看出来。你看桂枝汤，为什么治疗好了，它是调和营卫啊，调和营卫是怎么认识的，是治好了病以后。还有为什么老出汗？是怎么认识的？一般太阳病发汗应该好，为什么不好，就是因为他营卫虚。所以这些，为什么治好了呢，因为它调和营卫，有生姜、大枣健胃，正气足了，可以抵抗外邪，出了汗以后，不让它外邪再进来，营卫强了。

问题6：《伤寒论》和《内经》是完全不一致的吗？

你像有的同志也提出来，《伤寒论》和《内经》是完全不一致的吗？实际上这个问题，应该怎么回答，中医《内经》也好，《伤寒论》经方也好，咱们老祖宗最初阴阳学说他都是用的，八纲他也是都用，所以在八纲上是一样的。岐黄派就出现了脏腑辨证、经络辨证，因为它是治疗针灸嘛，总结的经验，也是我们宝贵的医学遗产。但它是指导针灸的，是针灸的理论体系，脏腑辨证，是后来根据古代的脏腑观念，来指导辨证的，也有他的一套理论体系。但是，这里头有相通的，八纲是相通的，但各自的基本理论是不一样的。关于五运六气也是这样。尤其五运六气、脏腑辨证，在秦始皇统一中国后，大力推行五行学说，所以它受五行的影响，有些诡辩论，就是你说脾虚、肾虚都可以，这就不具体了。当然，它有唯物主义的成分，但也有不切合实际、推理、诡辩的东西。这个在20世纪70年代就进行过讨论，认为属于唯物辨证的理论，但是有一些不科学的成分。所以，在20世纪60年代、70年代，认为当时已经用了，没有其他的替代方法，就一直沿用了下来。这是关于中医理论的探讨。

（两者）完全不同吗？也不是，它们也不是完全不同，中医也好，西医也好，都有互相相通的，可以互相借鉴的。胡老在讲《伤寒论》时，《胡希恕讲伤寒杂病论》里头，20世纪60年代在讲桂枝汤那段的时候，就引用了《内经·评热病论》关于阴阳交那段，直接引的《内经》，这个正合桂枝汤的机制。为什么出汗？出汗是精气虚了，邪气盛了，他就老汗出不好，你老发汗，就越虚。汗出伤的什么，是精气，是津液，人体伤精气津液，抵抗力更差，所以老反反复复，他就老不好，这时候用桂枝汤健胃生津液，加强抵抗力，防卫能力加强了，所以叫调和营卫。它正好说明了这个问题，这是《内经》里的理论，用在经方里非常合适，说明了桂枝汤的作用和机制。所以，这个机制怎么着来的，不是凭空理论，不是先有了鸡，后有了蛋，是治好了病，桂枝汤治好了病，在总结经验的时候，逐渐认识到这个理论适合于解释桂枝汤证。所以，理论可以互相借鉴。但是它的基本理论，现在我们存在的问题，咱们大伙学习要动脑筋，要讨论的，什么叫经方，什么叫岐黄。因为我们这一代，中医学院刚成立不久，我们是第四代，受到了大学教育，以前中医没有大学，进了大学中西医都学，所以学得比较全面，这是一个社会的进步，学习的内容比较多吧。所以对于《伤寒论》、经方，《内经》、岐黄派，它们之间的区别，由来已久，存在问题，所以认识不同，认识不同的关键在哪，在他们理论体系的不同，没有认识到它是两个理论体系。《内经》叫岐黄派，是以针灸、养生、五运六气等，包容比较多，但它对汤液，用什么药治病，积累的经验不多，咱们看这个书就可以。经方呢，主要是总结的吃什么药治什么病，有什么证用什么药好，逐渐逐渐的，他是根据八纲理论，不用什么阴阳五行、五运六气的指导，他就很简单，你是个热性病，就用点凉药；是个凉性病，寒性病，就用点热药；在表的发汗，在里的清清里；大便不通的，用点大黄、芒硝通通就行了。就是古代很简单朴实的，当时就是八纲的理论。没有其他的理论，也没有其他的科学可借鉴。就是根据症状的反映，有什么证，用什么方。他的指导思想，就是八纲。所以，这个理论体系，历史上有很多原因，现在知道的，有王叔和整理《汤液经》，改成了《伤寒论》《金匮要略》，把书名给改了，不叫《汤液经》了，在写序的时候，又加上“撰用《素问》《九卷》《八十一难》《阴阳大论》《胎胪药录》”23 个字，所以，大家都认为《伤寒论》是根据《内经》写的。又认为是治疗传染病的，因为在序里有“宗族二百余人，十年时间就死了一半，百分之七十都是伤寒”。这些都是误导，说是张仲景自己写的，现在好多人提出了疑问，那是他自己写的吗？是不可能的。再说，《伤寒论》这个书，一个人也写不出来的。所以，生在同期的皇甫谧就说，《伤寒论》是张仲景论广《汤液经》来的。论广，就是说，不是张仲景一个人写的。所以，中医发展史，还是需要大家来学习、认清、考证的。现在存在好多问题，两个医学体系必须先弄清楚。

问题7：六经的提纲是怎么来的？

六经的提纲是怎么来的，这也是个问题。六经的提纲，从他这个书上考证，厥阴病，“厥阴之为病，消渴，气上撞心”。这些内容，前面有个“师曰”，是谁呀，老师的话叫“师曰”。说明他说了，还没来得及写，就去世了，他的弟子加上的。所以这个六经提纲呀，是张仲景去世以后，他的弟子加上去的，他的弟子包括谁呀，有的说王叔和是张仲景的弟子。是后人加的。所以说，六经提纲也是后来在方证发展的基础上，有什么证，用什么方，慢慢八纲辨证，以后才出现了半表半里，出现了六经辨证。所以，没有半表半里概念，提纲是不完全的。汉代以后，经过医学的发展，经过方证的发展、积累、丰富，总结了表证、太阳病、少阴病等，弄出一个提纲来，这样好记。所以，六经提纲是在张仲景以后提出来的。当然这是个考证，是杨绍伊提出来的。他也没公开提出来，是从这书上看出来的，这是我自己分析的。所以这个六经提纲什么时候出现的，还需要我们再进一步讨论考证。学习提纲要对中医的历史、中医经方发展的历史有一个大概的了解。

问题8：胡老讲发热为自觉发热，这个发热是指的整个身体的发热吗？足心或整个小腿热是不是也是发热？

关于发热，哪儿发热也叫发热，就看他是实热还是虚热，这就看他整体的情况了。虽然觉着热，四逆汤也有发热，也是表热，但是他有四逆，拉肚子，一日十几次，实际上他里虚寒得厉害，他也发热，这发热都是自觉的症状，这也是发热，是太阳的表证，或者是少阴的表证，因为麻黄附子细辛汤，它有脉沉，反发热。手心热也是发热，但是是虚是实，是在太阳是在少阳，这要看他整个整体的表现了。

（宋炎阁、颜红艺、杨杰整理，宋炎阁校对）

三、亲近经方——学习胡希恕先生经方学术思想的一点体会

仲景之学在中医界向受推崇，在学完《伤寒论》课程时甚是兴奋了一阵子，于经证、腑证及六经传变等概念颇能引经据典论述一番，自以为于其学理已通。但在随后的临证病例分析中，又总感觉想不到，用不上，不禁又觉尴尬。在这种困惑与内心激烈的冲突中遂将《伤寒论》时而捡起，又时而放下，一晃两年多过去了，直至毕业前夕获读胡老医案，前年夏开始听闻胡老弟子冯世纶老师逐条讲解《伤寒论》，心中才渐渐有了些头绪，而对《伤寒论》亦觉不较往日那般生疏了。对于这一年多来的学习体会，我将其形象地总结为"一体，两要，三步走"。

"一体"，即《伤寒论》属经方独特理论体系，有别于《内经》。《伤寒论》既成即遭战火，经叔和整理，后又复湮没八百余年，至宋方得校刊广布，而成氏注解，以经解经，此风又延习千载，直至近世，其间纵有发挥、争鸣，亦鲜有动其根本，胡老此论，于医界殊成震撼。胡老基于机体反应学说，认为六经实质乃为八纲，凡病，在病位上不外表、里和半表半里，病性上无非阴、阳两种属性，三而两之为六，此为六经来由，例太阳病为表阳证，太阴病为里阴证。又有言"伤寒"有狭义、广义之分，广义本《难经》"伤寒有五"而又推衍为一切外感之邪，或言"伤寒"专指疫病，胡老以为"伤寒当为机体既病之后，邪正交争，反应于表的一类特定证候"，乃知《伤寒》基于机体反应状态，不为外感与内伤所拘，而能为百病立法，斯言不爽。又曾觉《伤寒》生疏，想来无怪，彼以经络脏腑释《伤寒》，合于五行，《伤寒》一书本已文辞古奥，又添此等曲解附会蔓衍之语，当然不如后世之学浅近明了了。又于其方药曰"师其法而不泥其方"，既明其理，不必拘于条文；既师其法，又何必拘泥于其方？《伤寒》只是样板，不易且不必格外亲近当时必然的了。须知此非初学之门径，若入手即持此种态度而不能逐一深入条文方证，

则与《伤寒》势必永难接洽了。从某种意义上说，体系有别，根本在于认知方式殊异，学者当知各得其宜的道理，若妄加移植，徒增迷惘。

“两要”，即学习和研究《伤寒论》的两大基本要领。其一在反复玩味条文，要于《伤寒》条文“始终理会”，“以论观论”，不盲目以经解经。其二在密切结合临床，实实在在，不作概念地穿凿附会。

通过反复接读原文，胡老不仅为我们打通了众多条文间的联系，还阐明了经方一些特定的概念，如“脉促”，论中凡四处见（大论21、34、140、349条），胡老解释为脉浮兼迫近在外在表之意，为表邪未解的征象，而《脉经》及后世所言“数而时止”，则于条文理解不免牵强。又如“阳（气）”，论中多次论及，胡老指出“阳（气）”指津液而言，“无阳”即津液匮乏，显与《内经》中的概念不同，喻嘉言《尚论篇》于大论27条后注文也曾指出“无阳二字，仲景言之不一，后人不解，皆置为阙疑，不知乃亡津液之通称也，故以不可更汗为戒。”通过推求仲师之旨，胡老回答了一些伤寒学术史上有争议的若干问题，当然也可能因此引发新的争论，但这无疑将使《伤寒》的研究取得突破性进展，就我的理解，略举数例如下：

①关于“纲不敷目”。六经病篇，每篇开头都有“某某之为病”句，称为该病篇提纲，视作该经病最精要的概括，但在研究中有些医家以为提纲不完备，如太阳病之提纲不能概括太阳腑证，“胃家实”更与阳明病篇之胃家虚寒诸证格格不入，于是“纲不敷目”应运而生。胡老指出六经病实质是机体患病后六类症候反应，《伤寒》是辨证而非辨病，若言太阳病即指太阳经与膀胱腑感邪受病，即将其具体为某一种病，则大大局限和歪曲了六经病之真正内涵。而更有“伤寒传足（六经）不传手（六经）”，或单言一脏一腑（如太阳膀胱腑和阳明胃腑），或兼言两脏两腑（如少阴心肾及少阳胆与三焦），完全忽略了提纲证的存在，是夺仲景之辞，强加后人之意，意

有不周，则罪仲景书“纲不敷目”。同时也切不可将以“某某病”冠首的条文所述悉归之于某某病，不然太阳病独盛于太阴病数十倍，而少阳病也是少见，这显然是不符合临床实际的，以之冠首，无非是初起为该病而继之则可能为兼证、变证，或特为鉴别而设，因此太阳病篇所讲实际上六经病都涉及了，判别的关键就在于提纲证。

②少阴病属表。少阴病的实质是在表的阴证，体质虚弱之人，病之初起即可为少阴病，如 302 条“少阴病，得之二三日，麻黄附子甘草汤微发汗，以二三日无里证，故微发汗也”。也常由表阳证（太阳病）津液耗伤陷入阴证而得，如 20 条桂枝加附子汤证。少阴病为表阴证，在表需用汗法，但功能沉衰虚乏，须佐以强壮类药如附子等，因此太阳分表虚、表实，有桂枝汤、麻黄汤两类方治，相应的少阴病有桂枝加附子汤和麻黄附子甘草汤两类（方治）。少阴病篇反复言及误汗（如 284 条“以强责少阴汗也”）、禁汗（285 条“少阴病，脉细沉数，病为在里，不可发汗”；286 条“少阴病，脉微，不可发汗，亡阳故也”）。正提示和强调少阴病属表，为不足之阴证。至于少阴病篇之“死证”皆多已转属太阴（里阴证），以少阴病为居表，又属不足，病势易于入里故也。《伤寒》之三阴三阳与经络脏腑三阴三阳名似而实异，若强作般配，则与少阴病属表自作障碍，永难理解了，这值得我们深思啊！

③病位类方。类方、类证等方法是前人研究《伤寒论》的有益尝试，胡老也曾以多种方式整理《伤寒论》，病位类方是其中一种。方证同条加强了方与证之间的联系，柯韵伯据六经病分篇所载归纳方证，冲破了“错简重订”与“维护旧论”的樊篱，别开生面，突出了方证研究的重要意义。徐大椿撰《伤寒论类方》，对 113 方加以类从，使每一类中各方证间的增减变化一目了然。以病位类分诸方是一大进步，关键在于在类方之上以六经八纲加以统摄，使诸方证出入变化，自有法度可循，而不致杂乱失序。否则，以《伤寒论》113 方尚可加以类别，若后世方书所载方剂，数以千计万计，何从划

分？临证处方用药，何得周全？因此只有于方证之上寓以一定法度统摄，才能化繁为简，同时又如法化裁，方可执简驭繁，而能多多益善。胡老曾说："须知，经方虽少，但类既全而法亦备。类者，即为证的类别；法者，即适证的治法。若医者于此心中有数，随证候之出入变化，或加减，或合方，自可取用不尽。"

④传变。《伤寒论》有"传""转属""合病"及"并病"等术语，反映了疾病发展变化的复杂过程。判断传变与否的关键，在于从病位和病性两个方面对机体患病后在当下的反应状态进行分析，而不是依靠经络脏腑的繁复推衍。如少阴病为表阴证，向里以传太阴为常，麻黄附子细辛汤证即为少阴太阴合（并）病，而真武汤证为已转属太阴，但少阴病也有向在里的阳证传变的，如少阴病篇的咽痛诸条可视为转属半表半里的阳证即少阳病，"三急下"为转属里阳证即阳明病。经络脏腑解六经以"少阴热化"释之，节外生枝，徒增悬疑。又传变不必拘于日数，符合"随证治之"的原则。又有注家据经络手足交接，如环无端，而言六经传变，日过一经，七日病不愈，当作"再经"，荒谬至极，当知其非。

至于密切结合临床，这是研究中医的必由之路，胡老的临证医案已有专辑出版，其卓效与识见有刘渡舟、黄煌等经方学家的高度评价，兹不赘述。

胡老正是基于以上两方面长年累月地细心领会与体察，最终发现问题，指出王叔和、成无己以《内经》（病因、运气、经络脏腑等）释《伤寒》，如以"伤寒"为伤于寒，"中风"为中于风，有失仲景本义，是后世对《伤寒》学术争论分歧的主因之一，《伤寒论》序"撰用《素问》《九卷》……"计23字系后人伪作。明确了解决问题的方向，即提出了经方独特理论体系的概念。

"三步走"，即临证应用经方的三个步骤。以前自以为只要学了《伤寒论》自然就能很好地运用，其实不然，要想使《伤寒论》在临证中活起来，必须首先真正学懂《伤寒论》，其次要对其应用思路心中有数，还要对方证等基本内容十分熟悉。“三步走”就是应用思路问题，即辨六经、析八纲、辨方证。六经是病位与病性复合的产物，六经既辨，则表里分而阴阳别，于患病机体一般反应状态有一个轮廓性的认识，再进一步分析寒热虚实，以明确阴阳的实质。其中对“虚实”要灵活看待，除“邪气盛则实，正气夺则虚”外，在《伤寒论》中无形之邪也言虚，有形之邪也言实，病有虚实，其阴阳属性取决于与其复合的寒热的性质。在析八纲的同时，还宜分析病因。病因学说在《内经》中是纳入五行学说体系之中的，这点与《伤寒》不同，但其基于人体病证反应特点，取法天地之象而分类别从的方法同八纲又都是以机体反应学说为基础，八纲寓于病因辨证之中，病因辨证也可显示病位病性的细化。六类证候每一类下都有若干方证可供选择，辨方证是前两步辨证的深化，是经方辨证的特色所在，功夫所在，也是取效的关键所在。《伤寒论》方证数量有限，而其加减化裁无穷，经方的药味、剂量皆可据证有所增损。所谓经方不是指其药味、剂量一成不变，而是明确要求在经方理论指导下辨证施治。限于篇幅，不再做案例分析。

以上的文字，只是我这一年多来学习《伤寒》的一些初步体会，更是胡老经方学术思想中极小的一部分，我很庆幸能够接触到胡老的学说，进而得以与《伤寒》为代表的经方之学更为亲近。

（陶有强，北京中医药大学）

第三节　能“拴”住人的学术盛宴——全国（国际）经方论坛

“你们这会办得扎实、实在，把人牢牢地‘拴’在会场。”这是出席第一届国际（中日韩）经方论坛的国家中医药管理局的领导们对大会的最直接印象，也是最肯定的评价。

来自日本、韩国、美国等国与国内经方同仁共计200余人参加了此次盛会。会议特邀来自中日韩的名老中医、专家、学者进行10场专题讲座，8位中青年专家在明医论坛发表主题演讲，还从征文中选出10位（实际参加交流8位）进行会议交流，不到3天的会议日程里共进行了7大板块26人次演讲。彰显经方学术，突出临床效用，学术氛围浓厚，交流互动积极踊跃，老中青递相讲演，中日韩同台竞艺，时间紧，节奏快，内容丰富，学术交流的论文主题突出，既是一次经方爱好者、学习者、应用者与研究者的“胜利会师”，更是一次将经方学术向更深入、更广阔、更高层面推进的“誓师大会”。

像这样的会议目前已成功举办四届（其中含国际三届），作为经方学术会议的发起、策划筹备与主要承办方，以冯世纶教授为首的“胡希恕经方学术思想传承”团队，不断联合经方各界力量，为促进经方传承发扬付出了艰苦卓绝的不懈努力。在第一届全国经方论坛闭幕式上，主持人张广中主任感恩冯世纶教授为会议的创办倾注了大量心血的肺腑之言令每一位在场的经方同仁无不为之动容。正是因为有像冯老一样的前辈们高瞻远瞩的引领和身先士卒的担当，经方学脉才薪火相传，永续不息!

这里选取团队的3篇论坛文章，既有对经方独特理论体系的进一步系统化整理，也有对经方六经方证、量效关系等专题的思考，还有经方理论指导下的临床效验。深入地思考，深刻地实践，带领我们领略经方之美!

经方的传承与发展，注定将是世界之洪声，必然将是时代的强音!

一、经方独特理论体系的辨证观

经方学术的代表著作《伤寒论》被誉为群方之祖，众法之宗。其最大贡献不仅在于给我们留下了百余个临床常用而疗效确定的方剂，更在于确立了一套辨证体系，即六经辨证理论体系。

六经辨证理论体系的确立标志着经方独特理论体系的最终确立，使经方学术卓然自立。近代著名学者谢利恒先生在《中国医学源流论》中指出："吾国医学之兴，遐哉尚矣。《曲礼》：'医不三世，不服其药。'孔疏引旧说云：'三世者，一曰《黄帝针灸》，二曰《神农本草》，三曰《素女脉诀》。'此盖中国医学最古之派别也。"任应秋教授进一步认为，汉之前后，由"三世"医学演变而为"医经"与"经方"两家，这在《汉书·艺文志》中有明确记载。著名经方家胡希恕先生毕生深研经方，以《伤寒论》上承《神农本草》《汤液经法》，更具体而深入地阐发了经方独特理论体系的辨证观。

（一）为百病立法——经方辨证论治的实质

历代注家因不明经方独特理论体系，一味趋附《内》《难》，将"伤寒"分狭义与广义两种，且以《伤寒论》为治外感病专书。而能明辨其非者，间亦有之，如清代学者柯韵伯指出："仲景之六经，为百病立法，不专为伤寒一科，伤寒杂病，治无二理，咸归六经之节制。"俞根初曰："以六经钤百病，为确定之总诀。"

胡希恕先生基于机体反应学说认为，凡病在病位上不外表、里和半表半里，病性上不外寒、热、虚、实，即阴、阳两种属性，三而两之为六，此即大论所谓三阴三阳。这是基于机体的自然结构，势所必然的对病斗争的有限方式，凡病不逾。以太阳病言而，它不是一种个别的病，而是以脉浮、头项强痛而恶寒等一系列的证候为特征的一般的证。临床中诸如感冒、肺炎、伤寒、麻疹等病初起均可见之，以治太阳病法治之而愈，众病一证，一法多治。同时，同是太阳病，治用汗法，但葛根汤证与麻黄汤证有别，即落实到方证层面又须适应符合整体反应状态的用药要求。

据此，经方辨证论治的实质可概括为：于患病机体一般的规律反应的基础上，而适应整体、讲求疾病的通治方法。乃知《伤寒》基于机体反应状态，不为外感与内伤所囿，而能为百病立法，斯言不爽。

（二）辨六经，辨方证——经方辨证论治的实施

先辨六经，继辨方证，此即经方辨证论治的具体实施步骤。

1. 辨六经

（1）六经概念非源自《内经》

“六经”一词，《伤寒》未载，而是后世医家在研究《伤寒论》的过程中提出的，世所沿用，可谓约定俗成。恽铁樵先生曾感叹：“《伤寒论》第一重要之处为六经，而第一难解之处亦为六经，凡读《伤寒》者无不于此致力，凡注《伤寒》者亦无不于此致力。”胡希恕先生深研经方，早在 20 世纪 60 年代所做《伤寒论六经论治与八纲的关系》一文中即明确提出“六经来自八纲”。“无论表、里或半表半里，均有阴阳二类不同的为证反应，三而二之为六，即病之见于证的六种基本类型，亦即所谓六经者是也”。

“六经”的提法出自《内经》，原指经脉，隶属于三阳三阴概念。后世注家比附《内经》，遂逐渐以六经概念指代仲景三阳三阴概念，不但与《素问·热论篇》之六经经络混淆，还进一步将《内经》三阳三阴概念多种内涵赋予六经概念，以致形成后世六经与三阳三阴混称互代之局面，故有六经气化、六经形层、六经地面诸说的出现。

之所以不明大论渊源，而委之于《内经》，主要是大论序文中有“撰用素问、九卷、八十一难、阴阳大论、胎胪药录并平脉辨证”的明确说明。各家不论具体注释方式如何，始终未越以经解经的藩篱。而上述序中 23 字，杨绍伊、李茂如及钱超尘等学者经过严密考证后，均认为其为后人所加，非仲景文字。正如冯世纶教授所认为的“从理论体系看，《伤寒》不同于《内经》，《伤寒》有其独特的理论体系”。

（2）辨六经非机械套用条文

六经实质既明，那么临证如何辨明六经？六经病篇，每篇开头都有“某某之为病”句，称为该病篇提纲，视作该经病最精要的概

括，也是辨明该经病的依据。

但在研究中有些医家以为提纲不完备，如太阳病之提纲不能概括太阳腑证，“胃家实”更与阳明病篇之胃家虚寒诸证格格不入，于是“纲不敷目”应运而生。胡老指出六经病实质是机体患病后六类症候反应，《伤寒》是辨证而非辨病，若言太阳病即指太阳经与膀胱腑感邪受病，即将其具体为某一种“病”，则大大局限和歪曲了六经病之真正内涵。而更有“伤寒传足（六经）不传手（六经）”，或单言一脏一腑（如太阴脾脏和阳明胃腑），或兼言两脏两腑（如少阴心肾及少阳胆与三焦），完全忽略了提纲证的存在，是夺仲景之辞，强加后人之意，意有不周，则罪仲景书“纲不敷目”。

同时也切不可将以“某某病”冠首的条文所述悉归之于某某病，不然太阳病独盛于太阴病数十倍，而少阳病也是少见，这显然是不符合临床实际的，以之冠首，无非是初起为该病而继之则可能为兼证、变证，或特为鉴别而设，因此太阳病篇所讲实际上六经病都涉及了，判别的关键就在于提纲证。

（3）六经传变非拘经络与日数

《伤寒论》有“传”“转属”“合病”及“并病”等术语，反映了疾病发展变化的复杂过程。判断传变与否的关键，在于从病位和病性两个方面对机体患病后在当下的反应状态进行分析，而不是依靠经络脏腑的繁复推衍。如少阴病为表阴证，向里以传太阴为常，麻黄附子细辛汤证即为少阴太阴合（并）病，而真武汤证为已转属太阴，但少阴病也有向在里的阳证传变的，如少阴病篇的咽痛诸条可视为转属半表半里的阳证即少阳病，“三急下”为转属里阳证即阳明病。又传变不必拘于日数，如大论第 4、5 条所论即是，符合“随证治之”的原则。太炎先生曾指出：“《伤寒论》自王叔和编次，逮及两宋，未有异言。叔和之失，独在以《内经》一日一经之说强相附会，遂失仲景大义。”

2. 辨方证

方证是经方体系中一独特概念，是经方的重要基础。经方强调方证相应，同时也强调其归六经统摄。

（1）方证是经方独特概念与主要构成

方证即用方的证据、征象，是以主治方剂来命名的证。《伤寒论》有“桂枝证”“柴胡证”等名称，是以方名证的范例。《伤寒杂病论》的主要内容是数百首方剂和其适应证，论述某方剂的适应证即某方证，这种以方名证的形成，是古人长期医疗经验的总结，是经方发展的特点，也即构成《伤寒杂病论》的主要内容和理论体系的特点。

（2）方证的基本特点

后世学者将方与证之间的这种密切对应关系概括为方证相应、方证相关、方证相对、方证对应等。《伤寒论》第317条明确载有：“病皆与方相应者，乃服之。”因此用方证相应更能准确体现原著精神。

方证相应具有鲜明的内涵：首先是方为证立，《伤寒论》原文398条，随证出方者约260条。其次是证以方名，方证是以方为名的证。三是方随证转，方证相应的原则要求方药必须随证的变化而变化，通过加减，实现方证动态的相应。《伤寒论》明言：“观其脉证，知犯何逆，随证治之。”经方的方证不是一成不变的。

（3）辨方证是辨证论治的尖端

辨六经可以明了病位、病性，则治疗大法可以确立，但若获得良效，则仍需进一步的细辨方证，使“病与方相应”。如太阳病治需发汗，但是发汗的方证有桂枝汤证、麻黄汤证、葛根汤证，还有大青龙汤证等等。诸方证各有其相对固定的适应证，必须紧密结合患者的具体情况，选择恰当而适应整体的发汗药，即恰当的方证，方得取效。

同时，如前所述，经方的方证不是一成不变的。在方证之上以六经八纲加以统摄，使诸方证出入变化，自有法度可循，而不致杂乱失序，才能化繁为简，同时又如法化裁，方可执简驭繁，而能多多益善。胡希恕先生指出："须知，经方虽少，但类既全而法亦备。类者，即为证的类别；法者，即适证的治法。若医者于此心中有数，随证候之出入变化，或加减，或合方，自可取用不尽。"医者若求取用不尽，必须于辨方证上着力用功。

胡希恕先生强调"方证是八纲六经辨证的继续，亦即辨证的尖端"，中医治病有无疗效，其主要关键就在于方证是否对应。这与一般的辨证方法立法组药不同，突出了方与证的契合，较立法与群药的组合更精准。

医案 李某，男，40岁。

［**病史**］腹泻年余，间服小建中汤、半夏泻心汤、参苓白术散、藿香正气散等方近半年，无明显改善，恒为所苦，继服中药治疗的信心亦有动摇。刻下症见：腹中痛、腹泻晨起即作，日3～5行，肠鸣辘辘、脐腹喜温覆，咽中干痛，口中和，怕冷，四逆，身乏无力，头晕沉不清，神情淡漠，眠差，腰膝酸软，阳事不举，小便清长，舌淡暗苔白腻，脉沉细。

［**西医诊断**］腹泻。

［**中医辨证**］属少阳太阴合病。

［**处方**］四逆散合真武汤。

柴胡12克　枳实12克　白芍12克　炙甘草6克
川附子12克　茯苓15克　苍术15克　生姜15克。

结果：上方服7剂，腹痛止，大便日一行，头晕沉好转，睡眠改善，精神转佳。纳差，脘腹胀，腰酸困，上方加陈皮30克，服7剂，症已。

按：本例辨证较为复杂，必须仔细审证方能明晰。该患者除咽中干痛一症外，一派寒象，据太阴病提纲"太阴之为病，腹满而吐，食不下，自利益甚。若下之，必胸下结硬"。辨六经属太阴。太阴病的方证有很多，本例表里寒盛，饮邪肆虐，水气为患，辨为真武汤证。316条：“少阴病，二三日不已，至四五日，腹痛，小便不利，四肢沉重疼痛，自下利者，此为有水气。”初起少阴，里虚寒甚，很快转属太阴，82条还指出“头眩”一症。

“咽中干痛”，据少阳病提纲“少阳之为病，口苦，咽干，目眩也”。可辨属少阳，在本例乃水饮久而生郁热，壅逆于上。318条“少阴病，四逆，其人或咳，或……”冠首是少阴病，实质是原本是少阴病，而传入半表半里转属少阳。

综上所述，本例乃少阳太阴合病，四逆散合真武汤证，二诊辅以陈皮化饮除胀，亦寓橘枳姜汤之意。前服诸方不效者，以小建中主虚劳腹中挛痛，半夏泻心以心下痞满为主，而同时上热明显，与本例郁热不同，参苓白术散渗湿行气，与芳香化湿之藿香正气均温化不足，更无清上热。

一言以蔽之，辨证首在辨清六经，继之以辨明方证，才能药到病除。

（陈建国、马家驹、陶有强，胡希恕名家研究室）

二、浅谈经方药物剂量问题

现在中药剂量的古今折算问题成为中医药界热点之一。临床是否应该采取大剂量治疗也是一个颇有争论的话题。

经方一脉源远流长，古称之为汤液，意思为取汤剂治疗。《汉书·艺文志·方剂略》将经方描述为：经方者，本草石之寒温，量疾病之浅深，假药味之滋，因气感之宜，辨五苦六辛，致水火之齐，以通闭解结，反之于平。《艺文志》指出，经方是根据疾病的浅深程度，采用草石的寒热温凉来调整人体的寒热温凉。也蕴含了用药剂量问题，即：根据疾病的浅深（轻重、大小）确定药量的大小。

《伤寒论》成书于东汉末年，其成书标志着经方理论体系的建立。其书确立的六经方证辨证体系，一直沿用至今。但因时代久远，其剂量折算问题一直未有明确结论。近来随着扶阳派重用温药扶阳理论的兴盛，同时以李可老中医为代表的基层医药工作者，因临床常治疗急危重症，故临床多采用大剂量，且取得了良好的疗效。近来，《伤寒论》中一两折合 15.6 克的说法得到广泛论证，加之经方大剂量治病的报道也越来越多见，似乎临床处方不用大剂量就达不到经方的“一剂知、两剂已”的效果。于是中药剂量如何选择的问题就再一次摆在我们的面前，到底何去何从，到底临床剂量如何把握，就成为许多临床工作者的困惑。

（一）经方用药在于辨方证

中医的精髓在于辨证论治。辨证论治是中医药活力之所在，抛弃了辨证论治的指导，盲目采取大剂量治疗，无异于买椟还珠。

举例伤寒太阳表证来说，太阳病当治以发汗解表。《伤寒论》中有麻黄汤、桂枝汤、大青龙汤、小青龙汤等等，即是根据病证不同而设。同时又有麻黄汤、桂枝汤、桂枝麻黄各半汤、桂枝二越婢一汤的不同，同属于太阳病表不解，但方证不同，治有不同，药量亦不相同。太阳表证明显的，以麻黄汤发汗解表，表邪轻微的，以桂枝麻黄各半汤或桂枝二越婢一汤轻发汗解表。所以经方用药在于辨证。

温病学派中，也强调剂量问题，如三焦辨证属于上焦的，给予轻清之药，药味重、药量重的则直过病所，达不到良好的治疗效果，因此临床用药，并不见得剂量越大越好。

（二）经方用药重视给服方法

同时对于表证，给药的方式同样重要，如桂枝汤条方后注曰：“若一服汗出病瘥，停后服，不必尽剂；若不汗，更服依前法；又不汗，服后小促其间，半日许，令三服尽；若病重者，一日一夜服，周时观之；服一剂尽，病证犹在者，更作服；若汗不出，乃服至二三剂。”对于服药进行了详细说明，并不是盲目地采取大剂量的给药方式。如发表在（2010 年 4 月 29 日）中国中医药报的《冯世纶教授经方治愈发烧 4 年患儿》一文中，冯世纶教授辨证为太阳阳明合病，辨方证为大青龙加薏苡败酱桔梗汤证，其中给患儿开的是麻黄 18 克，剂量很大，采取少量频服的给药方式，即先服四分之一，无汗则再续服，直至汗出则余药停服，收到良好的治疗效果。假若该案采取小剂量，可能达不到汗出表解的治疗效果，但如果直接给予大剂量的大青龙汤方，则不易把握药量程度，一旦过汗则易大汗亡阳。因此，经方临床治疗，不在于剂量大小，合理的给药方法更加重要。

（三）经方用药“以知为度”

山西李可老中医以大剂量闻名，以治疗急危重症为主，临床上分秒必争，故其方药用量极大，经常采用大剂量的姜、桂、附，水煮开则频频给服，有效即止，正如论中所言，中病，余药勿服之意，所以处方中可能开的是 100 克的附子，真正吃到肚子里面的却不是 100 克了。对于急危重症，则在辨六经方证精准的基础上，可以给予适当的大剂量，同时要采取正确的给药方式，如小剂量频服，中病即止，可以收到优于一般剂量的治疗效果。

经方用药不排斥大剂量，经方用药重在辨方证，根据方证选择合适的剂量。举例临床争论较多的附子剂量来说，附子属于温阳强壮类药物，如对于太阴病里虚寒甚，达到下利清谷、四肢厥逆的四逆汤证了，当急救其里，给予四逆汤，甚则“脉不出”的，给予通脉四逆汤等。其中附子根据病证不同而剂量不同。对于里虚寒的轻证，如附子理中汤证，则处方中附子可以小剂量加起，若服后证未变，可以渐渐加量，以知为度。若辨证不准，首诊即给予大剂量的附子，则容易生热，反而欲速则不达矣。故临床需要根据情况选择合适的剂量，正如仝小林教授所言：大小剂量两相宜。

此外，中药剂型丰富，素有丸散膏丹之称。对于一些慢性病，需要长期调理的，则采取丸药治疗，取丸者缓也，此时给予大剂量的汤剂治疗，反而不合适。

总之，经方采用六经方证的辨证观，临床重视辨方证。方证辨证的准确与否直接决定了临床疗效。临床对于急危重症的，当及时给予大剂量的药物急救。对于一般疾病，则根据先辨六经再辨方证的原则，在辨证论治的基础上，根据患者方证情况来选择恰当的方证。至于用药剂量，并不是一般所谓的“中医不传之秘在于药量”。所以，临床不可盲目追求大剂量，需要牢记“方证是辨证论治的尖端”，临床细辨方证，有是证用是药，根据经验选取合适的剂量，如无经验，可从小剂量加起，以知为度。

（马家驹，北京中医药大学）

三、经方治疗神经系统疾病验案举隅

（一）从一个中风病人的临床表现看六经传变，兼谈一个奇怪的现象

目前教科书一般将中风病分为八型论治，如果将中风病纳入六经体系中进行诊察，其六经传变又是如何体现的呢？下面通过一例中风患者的临床表现讨论如下。

马某某，男，55 岁。住院号：83009。

初诊（2009 年 9 月 26 日）：主因意识不清、四肢瘫软 1 个月余，频繁抽搐 1 周于昨日入院治疗。患者于 2009 年 8 月 21 日午饭后休息时无明显诱因突发意识欠清晰，四肢无力，言语不能，至宣武医院急诊，诊为脑梗死（双侧脑桥、中脑、丘脑、左侧小脑半球），基底动脉尖综合征，中枢性四肢瘫，予溶栓治疗后收入 ICU，继以舒血宁、凯时改善循环及营养支持治疗。因继发肺部感染，予丁胺卡那联合舒普深抗感染。半个月后神志好转，病情稳定，转入神经内科病房继续治疗。1 周前出现频发肢体抽搐，日 10 余次。考虑继发性癫痫，予丙戊酸钠、氯硝西泮止痉，效果欠佳。家属为求中西医结

合治疗转入我院。否认高血压病、糖尿病等病史。入我院后予以改善循环、营养神经、抗感染、营养支持等治疗，继服入院前抗癫痫治疗药物（药物及剂量未变），中药静滴醒脑静注射液醒脑开窍。

［**刻诊**］患者昏睡状，肤白体胖，言语不能，四肢活动不利，保留胃管、尿管，鼻饲饮食，尿液清亮，大便偏溏，日1次。频发双上肢屈曲强直，痰量多，为黄白黏痰，不易咯出。舌暗淡、苔白厚腻，脉弦滑。辨证为中风病恢复期，痰湿阻窍，治以化痰开窍息风为法，以涤痰汤化裁内服，并停用醒脑净注射液。

［**处方**］清半夏30克 陈皮15克 茯苓30克 枳实10克
竹茹10克 胆星6克 石菖蒲10克 党参10克
白术10克 天麻15克 炙甘草6克 生姜10克
大枣10克。

颗粒剂，日1剂，冲服，2次/日。3剂。

二诊（2009年9月29日）：经上述治疗后患者次日始即未再抽搐，第3天意识障碍较前变浅，由昏睡变为轻嗜睡，偶有单词应答，痰较前减少，不易咯出。查仍无言语，能按指令睁眼闭眼，配合部分查体，下午见左上肢上抬，时有咳嗽，白痰。双足凉感明显，舌暗淡、苔白厚腻，脉弦滑。因足凉，考虑阳气不足，加入附子、黄芪鼓舞正气。

［**处方**］清半夏30克 陈皮15克 茯苓30克 枳实10克
竹茹10克 胆星6克 石菖蒲10克 炙甘草6克
党参10克 白术10克 天麻15克 生黄芪30克
炮附子10克 生姜10克 大枣10克

3剂，颗粒。

三诊（2009年10月3日）：患者轻度嗜睡，能按指令睁眼闭眼，无言语应答，偶有咳嗽，白痰。体温37.3℃，出汗较多，原来大便通畅，现二日未大便，尿黄。舌质偏红、苔白腻，脉弦滑，病有化热迹象，予豁痰开窍通腑法。

[**处方**] 清半夏30克 陈皮15克 茯苓30克 枳实10克
竹茹10克 胆星6克 石菖蒲10克 甘草6克
天麻15克 全蒌45克 厚朴10克 大黄10克

3剂，颗粒剂，2次/日。

四诊（2009年10月4日）：患者于昨晚21点55分突发全身性抖动，偶有眨眼，持续约5分钟后缓解，随后体温渐升，半小时后升至39.2℃，予复方氨林巴比妥注射液（安痛定注射液）退热。4日上午又出现类似发作1次。发作时神志楚，能眨眼，发作后神经系统查体无明显变化。现患者睁眼，能按指令睁眼闭眼，无言语应答，表情淡漠，无肢体抽搐，偶有咳嗽，白痰。鼻饲饮食，大便已通，尿黄。舌略红、苔白腻，脉弦滑。病有少阳之征，少阳阳明同治，大柴胡汤加减治之。

[**处方**] 柴胡18克 黄芩12克 清半夏12克 白芍12克
枳实15克 大黄10克 党参10克 炙甘草10克
生姜10克 大枣5枚

2剂，水煎服。

五诊（2009年10月6日）：患者未再发作抽搐，也未出现寒热，呼之能睁眼，无言语应答，偶有咳嗽，白痰。体温最高37.0℃，双侧瞳孔等大等圆，对光反射灵敏。颈无抵抗，左上肢肌力3级，下肢肌力2级，右上下肢肌力0级，四肢肌张力正常。双侧肱二三头肌腱反射、膝腱反射活跃，双侧巴宾斯基征、查多克征阳性。舌红、苔白，脉弦，予豁痰开窍通腑法治之。

[**处方**] 柴胡15克 黄芩10克 清半夏12克 党参10克
枳实15克 白芍10克 大黄10克 全瓜蒌30克
桔梗10克 杏仁10克 浙贝10克 炙甘草6克

日1剂，颗粒剂，2次/日。

注：因笔者出差，患者继服上方1个月，未再出现抽搐及寒热，偶有轻咳，神志清，但仍四肢瘫，病情稳定，住院治疗50天后回社

区医院康复治疗。

按：患者入院之初，昏睡，肤白体胖，频发抽搐，痰多，大便偏溏。苔腻脉滑。从六经看，病属太阴。化痰饮治疗后，因加入温阳之品，大便干，病又转属阳明，此为正气来复之象，实则阳明，虚则太阴，此之谓也。后又二次出现寒战发热，当属少阳，病证表现为半表半里，为正气进一步恢复之故。患者临床表现初则在太阴，后又至阳明，出现太阴阳明并病，后又至少阳，出现少阳阳明并病。分别经过温化痰湿、清泻阳明、和解少阳等治疗，病情渐趋稳定。中风患者随正气强弱变化，六经传变各异，治疗随之有别，不可不察。

（二）兼谈一个奇怪的现象

此患者在西医院治疗时已经多次应用醒脑净注射液治疗，来我院后接诊医生又不假思索地继续静滴醒脑净，根本不考虑患者病证的寒热属性。为什么同样的抗癫痫治疗在西医院未能控制的癫痫，来我处后能在较短时间内得以控制，其原因除在辨证基础上加用中药外，与及时停止应用克伐阳气的醒脑净，纠正虚虚之戒，可能也有一定关系。目前在西医院中存在一奇怪现象，大批不懂中医的西医人员在大量使用中成药，同时近年来中成药尤其是中药注射剂药物不良反应频发，造成了不良的社会影响。其原因涉及多个环节，但个人认为不按辨证原则使用中成药，恐怕是造成中药不良反应屡发的重要成因。提高大家辨证应用中成药的意识，学习掌握中医基本的常识，是避免这一不合理现象的重要途径。

（三）我的最爱——柴胡加龙骨牡蛎汤

1. “无心插柳柳成荫”给我的启示

丘脑痛属顽疾，患者经常有半侧肢体沉重不适感，临床治疗一般少效。下面这例用柴胡加龙骨牡蛎汤后却有一定的疗效。

王某某，男，71岁。

初诊（2009年11月3日）：左半身沉重木胀感2年。2年前患脑梗死，遗有左侧肢体沉重木胀感，多次应用中西医药物治疗，近年来仅服中药汤剂就有200余剂，效果甚微。现仍左侧肢体沉重木胀感，左侧肢体力弱，可勉强扶杖行走，有时感胸闷，心烦，无头痛头晕，纳可，眠可，二便调。舌淡红、苔薄白，脉弦。患者目前症状身重、胸闷、心烦，与柴胡加龙骨牡蛎汤证有相吻合之处，试以此方治之观察。

［处方］ 柴胡12克　桂枝10克　黄芩10克　党参10克

清半夏10克　茯苓30克　大黄6克　龙骨30克

牡蛎30克　生姜3片　大枣6枚

水煎服，日1剂。

二诊（2009年11月12日）：患者出于节约心理，2天服1剂药，自述服第1剂药后左侧肢体即有气血流通、温暖的感觉，这是以前没有过的。原有沉重、木胀感减轻了，肢体轻松了，原来是拄杖行走，现有时不需要了。不过近两日因阴雨，感左侧肢体不适又较明显，以前也有此现象，即左侧肢体不适每逢阴雨天加重。舌淡红、苔薄白，脉弦。肢体不适与阴雨天相关，说明偏侧肢体营卫失和，有风湿乘虚入侵之象，上方加羌活、独活祛风除湿。水煎服，日1剂。

按：中风日久，已属后遗症期，长期应用药物治疗，仍左半身沉重麻木不适，能够坚持服中药200余剂治疗，也说明患者左半身不适显著，求治心切。一般中风后遗症治疗多用化痰祛瘀、益气通络之属，虽未见患者所服处方，猜想也不出此法。再用这类药物治疗，必然也无效。察患者目前半身沉重木胀感，胸闷心烦，这是患者就诊的主要原因。《伤寒论》107条载有："伤寒八九日，下之，胸满，烦、惊，小便不利，谵语，一身尽重，不可转侧者，柴胡加龙骨牡蛎汤主之。""一身尽重"的机制，是阳气郁滞，不能宣达于外所致。此患者虽仅半身沉重，但也与阳气郁滞相关，加之有胸满、心烦，故从方证对应而言，用柴胡加龙骨牡蛎汤还是合适的，治疗效果也说明了方证是相应的。由此可以看出，治疗中风诸症，不可囿于常法，要多从经典中寻求灵感。

2. 偏瘫也可以这样治疗

中风偏瘫的治疗，或补气，或益肾，或平肝，佐以化痰祛瘀通络，似乎是目前治疗该病的常规。有无常规之外的其他疗法？请看下面这个病例。

曾某某，女，55岁。

初诊（2009年12月9日）：右侧肢体偏瘫2个月。2个月前患脑出血（左侧基底节区出血），经治疗遗有右侧肢体活动不利，在他人搀扶下才能行走且不稳，右半身麻木胀痛，乏力，口吐清涎，晨起脸肿，纳可，眠可，小便可，大便干，2日一行。舌淡红苔白，脉弦。高血压病史数年，平素性情暴躁。肢体麻胀，活动不利，性情急躁，从少阳郁热论治，柴胡加龙骨牡蛎汤加减。

［处方］ 柴胡12克　桂枝10克　黄芩10克　党参10克
清半夏10克　茯苓30克　龙骨30克　牡蛎30克
大黄6克　石菖蒲10克　炙甘草6　生姜3片
大枣5个

5剂。

二诊（2009年12月14日）：药后半身麻木胀痛及乏力明显好转，活动能力增强，可独自行走约100米，大便通畅。舌脉同上。上方基础上加豨莶草30克以祛风通络。6剂。

三诊（2009年12月21日）：右半身仍有麻胀，但自感右半身明显有劲了，已能独自上街。近日稍感冒，咳嗽，痰不易咯。舌淡红苔薄白，脉弦。上方加解表及通络之品，继服。

［处方］ 柴胡12克　桂枝10克　黄芩10克　党参10克
半夏10克　茯苓30克　龙骨30克　牡蛎30克
大黄6克　石菖蒲10克　荆芥10克　防风10克
桔梗10克　威灵仙10克　豨莶草30克　皂角刺15克

蜈蚣2条　炙甘草6克　生姜3片　大枣5个

5剂。

四诊（2009年12月28日）：走路有劲且稳定性强了，能自行1公里，原生活不能自理，整天坐轮椅，现在能做简单家务了。现头晕，右侧肢体麻木，面部及双上肢轻度浮肿，感冒未愈，鼻流清涕，咳嗽，咯白痰，无恶寒发热。舌淡红苔薄白，脉弦。在上方基础上再加白芷10克、辛夷10克、桔梗10克、前胡10克、羌活10克、汉防己10克，以解表利水，3剂。

按：中风偏瘫，右半身麻胀不适，一般多用化痰祛瘀、益气通络之属治疗。《伤寒论》107条载有“伤寒八九日，下之，胸满，烦、惊，小便不利，谵语，一身尽重，不可转侧者，柴胡加龙骨牡蛎汤主之”。“一身尽重，不可转侧”与偏瘫表现有相似之处，加之此患者性情急躁，面肿，从少阳枢机不利，阳气郁滞，不能宣达论治也是可行的，用柴胡加龙骨牡蛎汤治疗收到意想不到的效果，也反证了这种认识的合理性。

3. 柴胡加龙骨牡蛎汤能治癫痫

癫痫属痼疾，目前西医治疗药物及方法较多，中医治疗机会较少。清代名医徐灵胎曾云柴胡加龙骨牡蛎汤治疗癫痫有效，果真如此吗？请看以下这个病例。

董某某，男，46岁。

初诊（2009年12月8日）：发作性意识丧失伴抽搐30年，仅发作性意识丧失1年。既往因脑外伤致癫痫大发作30年，每次发作均意识丧失，抽搐，小便失禁，经服用丙戊本酸钠等治疗，现大发作已能控制。近1年来经常出现发作性意识丧失，每月3~4次发作，发时呆滞不动，意识丧失，约数秒至10余秒后意识恢复，但感大脑一片空白，有失忆的感觉，过段时间后才能恢复正常，无抽搐，无小便失禁。平素纳可，口苦，二便调，舌质淡红、苔厚腻，脉弦。辨证为少阳郁热、痰浊内蕴，和解少阳、镇静安神为法，以柴胡加龙骨牡蛎汤治之。

［**处方**］柴胡12克　桂枝10克　黄芩10克　党参10克

清半夏10克　茯苓30克　生龙骨30克　生牡蛎30克

大黄6克　炙甘草6克　生姜3片　大枣5个

7剂。

二诊（2009年12月24日）：就诊后次日又发作意识丧失1次，症状同前，余无变化，苔黄厚腻，脉弦。上方加郁金10克、川芎10克、菖蒲10克，以化痰开窍。7剂。

三诊（2009年12月30日）：近10天失神发作仅1次，程度时间均轻，以至自己都没意识到，经在场的家人及朋友提醒才知有发作。以前发作后大脑感觉一片空白，此次发作后已无这种感觉，迅即恢复正常。口苦、舌苔黄厚腻均减，脉弦。治疗效好，上方加磁石30克，以加强镇心安神之力。7剂。

四诊（2010年1月7日）：癫痫未发作，口略苦，舌苔白、根略腻，脉弦。病情好转稳定，上方7剂。

按：《伤寒论》107条载有“伤寒八九日，下之，胸满，烦、惊，小便不利，谵语，一身尽重，不可转侧者，柴胡加龙骨牡蛎汤主之”。因为烦，惊，谵语，有精神方面的症状，故该方是治疗精神异常的常用方。用其治疗癫痫，徐灵胎在《伤寒类方》中就有“本方下肝胆之惊痰，治癫痫必效”的记载。本患者先有癫痫大发作，后又出现失神小发作，因呈发作性，加之口苦、苔黄厚腻，故以本方和解少阳、疏利气机、镇静安神、化痰开窍，因药证合拍，故收佳效。

4. 顽固性失眠时的选择

严重失眠，从心火上炎、热扰心神治疗不效，改从少阳论治，抓住“胸满烦惊”这一特点，处以柴胡加龙骨牡蛎汤治疗获显效。

刘某某，女，41岁。

初诊（2009年11月3日）：失眠1年。1年前始无诱因出现失眠，入睡困难，且多梦易醒，有时彻夜难眠。需经常服用地西泮、艾司唑仑等药催眠，也仅能睡数小时。睡眠不好则头昏头晕，精力差，工作能力下降。病后曾多方治疗，效果欠佳。刻诊：失眠，已连续3天彻夜未眠，心烦意乱，头昏头晕，纳可，口中和，二便调。舌尖红、苔薄白，脉弦细。失眠心烦，甚至彻夜难眠，舌尖红明显，病属心火上炎，热扰心神，阴阳不交，治当以导赤散加减。加入半夏、夏枯草交通阴阳，肉桂引阳入阴，且与黄连相配，名为交泰丸，也起交通阴阳的作用。

［处方］清半夏30克　夏枯草30克　生地15克　黄连6克
竹叶10克　茯苓30克　丹皮10克　肉桂3克
炙甘草6克

水煎服，日1剂。

二诊（2009年11月9日）：上方连服6剂，寸效未显，症状同前，且又感头痛，舌尖红、苔薄白，脉弦细。清心泻火、交通阴阳不效，失眠严重，心烦不止，有时做噩梦，想到柴胡加龙骨牡蛎汤可以治疗少阳有热致“胸满烦惊”，故试以柴胡加龙骨牡蛎汤治之，并加治疗头痛之品。

［处方］柴胡12克　桂枝10克　黄芩10克　党参10克
清半夏10克　茯苓30克　生龙牡各30克　大黄6克
葛根30克　川芎10克　刺蒺藜10克　黄连6克
肉桂3克　炙甘草6克

水煎服，日1剂。

三诊（2009年11月17日）：上方连服6剂，失眠明显改善，每晚可睡5~6小时，不易醒，梦也较少，头痛头昏明显减轻，心烦也减，入睡困难虽减但仍较明显，纳可，二便调。和解少阳、清热安神有效。

［处方］上方改清半夏为30克，以加强交通阴阳之力，继服，水煎服，日1剂。

按：该患者失眠、心烦、舌尖红，从诊断上来说心经之火明显，用导赤散比较对症，但用之无效。《伤寒论》柴胡加龙骨牡蛎汤条文中提出："伤寒八九日，下之，胸满烦惊，小便不利，谵语，一身尽重，不可转侧者，柴胡加龙骨牡蛎汤主之。"讲的是伤寒误下，病入少阳，邪气弥漫，烦惊谵语的证治。此患者虽无胸满，但心烦明显，且有噩梦，此处噩梦也可以列为惊恐之属。柴胡加龙骨牡蛎汤证是治疗神经系统疾病的重要方剂，有明显的镇静作用，此患者烦惊明显，用之故有效。

（四）眼角奇痒何处觅良方

眼角奇痒，属感觉异常。半夏厚朴汤可以治疗咽部异感症，其他部位的感觉异常也可以应用吗？请看如下病例。

段某，女，65岁。

初诊（2009年11月12日）：左眼角奇痒4年。4年前无诱因出现左眼角瘙痒，主要为左眼内眦处瘙痒难忍，需用手揉按才能获片刻缓解。眼睛无异常分泌物，无干涩及凉热感，病初曾有时流泪，后上症状缓解。发病来曾在当地医院多次诊治，外用眼药及中西医药物治疗，无明显效果。因经常揉按眼角以致局部皮色变暗。平素手足易凉。刻诊：仍眼角痒，纳可，眠可，咽中略感不适，二便调。两眼眶略黑，左眼内眦无红肿，无胬肉，无异常分泌物，舌淡红、苔薄白，脉弦。眼角奇痒，属感觉异常，从眼睛局部看并无明显异常。传统眼科五轮八廓学说认为，眼内眦属心。《内经》载"诸痛痒疮，皆属于心"，似乎应从心论治。但如何分辨阴阳寒热虚实，就目前症状一时难以着手辨治。想到《金匮要略》半夏厚朴汤可以治疗咽部异感症，推而广之，可试用治疗各种感觉异常。此外，痒、咽中不适也说明患者有表证存在，半夏厚朴汤可以发表邪，遂以该方加桔梗利咽治之。

［**处方**］清半夏12克　厚朴12克　茯苓30克　紫苏10克
桔梗10克　炙甘草6克

水煎服，日1剂。3剂。

二诊（2009年11月16日）：服上方1剂后眼部痒感即消失，第2日又感短时间眼痒，揉按后即消失，直至今日来诊，未再出现眼痒。仍有咽部不适。舌淡红、苔薄白，脉弦细。

[**处方**] 上方加僵蚕10克、蝉蜕10克以祛风化痰利咽。继服，水煎服，日1剂。

按：半夏厚朴汤是治疗梅核气的常用方。经方家黄煌教授提出：半夏厚朴汤可以治疗咽中异感症，也就是西医学的咽神经官能症，但临床上决不能把眼光仅仅停留在咽喉上，因为这种自我感觉异常可以是多部位、多系统的，半夏厚朴汤可以取效。此次患者以眼部感觉异常来诊，处以半夏厚朴汤获奇效，说明该方可以治疗除咽部异感症外的其他感觉异常，并非虚言。这提示我们可以在忠于原方方证的基础上，合理拓展其适应证，扩大主治范围，最大限度地发挥经方的价值。

（五）汗出湿衣整四载，收效还是靠经方

汗出4年，前医已将治疗汗证的药物开了个遍，用经方治疗有效吗？请看这个病例吧。

杨某某，女，62岁。

初诊（2010年2月22日）：多汗4年。4年前无诱因出现多汗，昼夜皆出，夜间为重，经常浸湿衣被。曾服中药汤剂（含黄芪、防风、炮附子等）治疗无效。平素双下肢畏风，有过敏性鼻炎病史，遇凉易喷嚏。有腰椎病史，因仰卧时腰痛明显，数年来只能侧卧睡眠。刻诊：多汗，皮肤有潮湿感，眠可，口中和，二便调，形体适中，面较白，舌淡红苔薄白，脉弦。阳虚，营卫失和，卫表不固，以调和营卫、温阳固表为法，桂枝加附子汤治之。

[**处方**] 炮附子15克　桂枝10克　白芍10克　生龙牡各30克
炙甘草6克　生姜6克　大枣6克

颗粒剂，4剂，水冲服，日1剂。

二诊（2010 年 2 月 25 日）：服上方第 1 剂后汗出似有减少，此后汗出同前，余症也无明显变化，舌淡红苔薄白，脉弦。药后曾有汗出减少，药证合拍，加大温阳固表之力，击鼓再进。

［**处方**］炮附子 30 克　桂枝 10 克　白芍 30 克　生龙牡各 30 克
　　　　炙甘草 6 克　生姜 3 片　大枣 5 枚

4 剂，水煎，煮沸后再煎 30 分钟方可，日 1 剂。

三诊（2010 年 3 月 1 日）：药后汗出明显减少，双下肢畏风亦减，原来不能仰卧睡眠，现竟能取仰卧位，腰部也无明显不适，舌淡红苔薄白，脉弦。

［**处方**］上方加山萸肉 15 克，加强补益收敛之力。继服 7 剂。

四诊（2010 年 3 月 11 日）：汗出显著减少，白天已不汗出，仅有夜间微汗，皮肤触及较干燥，下肢畏风亦瘥，但近日出现双下肢酸胀不适，舌淡红苔薄白，脉弦。考虑仰卧位睡眠后腰椎病变刺激致下肢不适，

［**处方**］上方加菟丝子 30 克，以补肾壮骨。7 剂，水煎服。

按：患者汗出 4 年，汗多可浸湿衣被，双下肢畏风。前医已用温阳固表收敛之剂（含附子 6 克），药似对证，竟无寸功。六经辨证，仍属营卫不和、卫阳不固之汗证，处以桂枝加附子汤。起初附子 15 克，汗出似有减少，加大附子至 30 克后，效果明显。前医无效的原因，除辨证准确性差外，也可能与附子量太小有关，此处体现出了温阳剂附子的量效关系。桂枝加附子汤原方证中有“四肢微急，难以屈伸”的描述，此患者服该方后，原有不能仰卧之疾竟也收效，说明方证描述真实可靠，先师仲景不欺我矣。

（六）缠绵不愈偏头风，温经散寒建奇功

郭梅，女，54 岁，住院号：85366。

初诊（2010 年 4 月 21 日）：发作性头痛 7 年，加重半年。患者 7 年前无明确诱因出现发作性头顶枕部疼痛，发病频率、持续时间不固定。病初自认为与饮酒有关，避免饮酒后仍时有间断发作，因疼

痛尚能耐受，未系统诊治。近半年来头痛发作频率增加，疼痛程度加重，每日均有头痛发作，日发10余次，每次持续10余分钟，头痛时伴头晕，重则恶心，疼痛缓解后则感头昏。曾于当地医院查TCD提示“脑血管痉挛”。服中成药“全天麻胶囊、醒脑复神口服液”暂时收效，后又加重，中药汤剂治疗也无明显好转。昨日入我院检查治疗。辅助检查：头颅CT未见明显异常。既往有腰椎间盘突出病史，否认高血压、糖尿病等病史。月经15岁初潮，行经期间腹痛，周期37天，经量正常，色暗多血块，38岁绝经。西医诊断为紧张性头痛。静滴天麻素注射液治疗。刻诊：头痛频发，全头疼痛以后头部为重，头昏沉，重压感明显，有紧箍感，右下肢麻木，手脚发凉，口中和，纳可，夜寐欠安，二便调。形体偏瘦。舌淡暗、边齿痕、苔薄，中裂纹，脉细涩。中医辨证属血虚寒滞脉络，血脉不畅。温经散寒通络为法，当归四逆汤治之。

［处方］ 桂枝10克　当归15克　白芍10克　通草6克
细辛3克　川芎15克　吴茱萸10克　炙草6克
生姜10克

颗粒剂，2次/日。

二诊（2010年4月25日）：头痛发作次数大减，每日发作1~2次，疼痛程度也减轻，仍感头昏沉，四逆略减，纳食可，二便调，夜寐欠安。治疗有效，治疗不变，上方继服。

三诊（2010年4月28日）：住院治疗10天，头痛基本缓解，仍有头昏感，纳可，睡眠好转，二便调。带上方出院。

按：《伤寒论》厥阴篇中载有“手足厥寒，脉细欲绝者，当归四逆汤主之”，该方是治疗血虚寒厥证的主方，此厥证的成因是血虚寒凝，血脉不畅。本患者慢性头痛，久治不愈，临床特点除头痛外，尚有四逆、口中和、绝经早、脉细涩的特点，提示存在血虚寒凝、脉络不畅的病机，处以温经养血散寒的当归四逆汤，方证对应，故获显效。

（冯学功，北京市中西医结合医院）

第四节　六经钤百病
——经方专科应用举要

经方在重视辨病的同时，更强调辨证，《伤寒论》中的“六病”实为“六证”，人体患病后，基于抗病功能，由症状反应表现为病位与病性复合的六类证候。“六经钤百病”的提法，实际是与“以病统证”相并列的“以证统病”。如果说“以病统证”是纵向的，那么“以证统病”就是横向的，纵横交错，精准辨治。

这里选取了三篇文章，分别就常见病与多发病，生动展示了经方独特的辨证思路与临证经验，希望大家通过阅读和借鉴这些内容，能够举一反三，更加深入地理解经方辨治思维，从而达到促进临床的目的。

一、经方治感冒

（一）感冒本属外感病，论治亦当用六经

感冒，又俗称“伤风”，多见于西医的上呼吸道感染（鼻、鼻窦、咽、喉、扁桃体等炎症）多为病毒所致，包括普通感冒、流感、SARS、甲型 H1N1 等。

感冒之名何时形成尚无确论，一般教科书说始于北宋，系指杨士瀛《仁斋直指方·诸风》引《和剂局方》之参苏饮：“治感冒风邪，发热头痛，咳嗽声重，涕唾稍黏。”这里的“感冒”两字尚属动词。元代《丹溪心法·中寒附录》说：“凡证与伤寒相类者极多……初有感冒等轻证，不可便认作伤寒妄治。”这里正式提到感冒的名词。值得注意的是，朱丹溪这里所说的伤寒，系指《伤寒论》中的第3条：“太阳病，或已发热，或未发热，必恶寒、体痛、呕

逆、脉阴阳俱紧者，名为伤寒。”其意是说感冒有轻有重，有可能是中风，有可能是伤寒，有可能是温病，不能都认为是伤寒。明代龚廷贤《万病回春》提出把感冒分为风寒、风热两证型为主，后世多有宗此者。明代张景岳《景岳全书·伤风》：“伤风之病，本由外感，但邪甚而深者，遍传经络，即为伤寒；邪轻而浅者，只犯皮毛，即为伤风。”他这里说的伤风，强调了病情轻，比伤寒轻。这段话给后人易造成误解，以至提出“感冒不同于伤寒”的论调。历代各家对感冒不同认识的产生，一是用病因、感邪的性质来推理、分证；一是把症状用八纲来分证。当然更受临床经验的影响，而临床经验丰富者，多体会感冒是外感病之属，有的症状就属伤寒，一些人提出“感冒不同于伤寒”念糊不清的论述，是不科学的。依照《伤寒论》辨证理论治疗感冒很能得心应手。实际早在宋代，就有人提出了用六经辨证治疗感冒、伤风。如陈无择将伤风列为专题论述，他在《三因极一病证方论·叙伤风论》中，以六经辨证治疗伤风，其大意是：太阳伤风用桂枝汤，阳明伤风用杏子汤，少阳伤风用柴胡加桂枝汤，太阴伤风用桂枝加芍药汤，少阴伤风用桂附汤，厥阴伤风用八珍汤。也说明感冒、伤风临床症状可出现六经症状，不仅只现表证、太阳病，也说明，感冒、伤风实际是《伤寒论》外感病之属，临床表现为伤寒、中风太阳病及六经各证。西医诊断的上呼吸道感染，所述临床表现也多有伤寒之属及六经各证。因此用《伤寒论》六经辨证理论才能正确指导治疗感冒。

经方治疗感冒特点：①不以专方、专病论治。②据症状反应以六经辨证论治，先辨六经，再辨方证。

（二）感冒在表变匆匆，论治勿疏有合病

案1 陈某，男，24岁。初诊日期：1965年10月9日。

昨天打篮球后用凉水洗澡，今早感恶寒、身热，测体温38.6℃，无汗，头痛，身酸痛，口不渴，舌苔薄白，脉浮紧。此属太阳表实证伤寒，治以发汗解表，与麻黄汤。

［**处方**］麻黄9克　桂枝6克　炙甘草6克　杏仁9克

结果：上药急煎即服，并加盖棉被，得微汗出，热渐退，未再服药，调养两天自愈。

按：本患者外感符合西医上呼吸道感染，可称感冒，又符合仲景所述伤寒，此感冒即是伤寒。

案2　刘某，女，28岁。初诊日期：1965年8月30日。

昨日受凉后，出现鼻流清涕、喷嚏、头痛、头晕、微恶风寒、咽痒、舌苔薄白浮黄，脉细数，证属太阳阳明合病，与桑菊饮加生石膏。

［**处方**］桑叶9克　菊花9克　芦根15克　连翘9克
薄荷6克　杏仁6克　炙甘草6克　生石膏45克

结果：上药服2剂，证已。

按：本患者为太阳阳明合病，阳明里热轻，温病学派辨证多为风温表证，用桑菊饮解表清里，使表里全解。可知感冒也见于温病。

案3　张某，男，44岁。初诊日期：1965年3月25日。

自昨日来，恶寒，无汗，项背强，头痛，腿痛，口唇干，舌苔薄白，脉浮紧。证属太阳阳明合病，为葛根汤加生石膏证。

［**处方**］葛根9克　桂枝9克　麻黄9克　白芍9克
生姜9克　大枣4枚　炙甘草6克　生石膏45克

结果：上药服1剂，感冒证解。

按：以上3例，案1为单纯表实证，故用麻黄汤发汗得解。后两例，虽发病仅一天却都合病太阳阳明病，故治疗不能仅用汗法，必同时兼清阳明里热，因治疗得法，故很快治愈。这里值得注意的是，同样是太阳阳明合病案2用了桑菊饮加生石膏，案3用了葛根汤加生石膏，而临床更多见，一发病即呈现大青龙汤或麻杏甘石汤方证，这是因为临床所表现的方证不同，必须应不同的适应方药治疗之故。这里也说明，感冒并非只是或伤于风、或伤于寒的表证。这里也可看出，感冒与其他外感病一样，证在表时变化多端而快。感冒所呈现的表证是很短暂的，很快出现合病、并病，有的一发病就可能是合病，如案2、案3。因此一些书中称感冒无传变，是不符合临床实际的。

（三）感冒并非皆表证，治疗当忌都发汗

案4 唐某，男，35岁。初诊日期：1965年4月24日。

感冒3天，咽痛，口干，恶心，不欲食，头痛，头晕，咳则右上胸痛，舌苔白，脉弦细稍数。证属少阳阳明合病，为小柴胡加生石膏桔梗汤方证。

［**处方**］柴胡12克　半夏9克　黄芩9克　党参9克

生姜9克　大枣4枚　炙甘草6克　苦桔梗9克

生石膏45克

结果：上药服3剂，口干、咽痛已，咳嗽亦不明显，但感恶心、腰痛、下肢凉。上方去苦桔梗，加桂枝、赤芍各9克，生龙骨、生牡蛎各15克，服3剂诸症已。

按：此患者是以咽炎为主的上呼吸道感染，是临床多见的感冒，因多数初起不来诊，故来诊时表证已不明显，而呈半表半里少阳证或少阳与阳明合病，故宜用小柴胡汤加减治疗。小儿患者感冒更多呈现此方证。此时如用汗法解表，徒伤人体津液、正气，使感冒迁延不愈、或加重病情，感冒后自服许多药（感冒清热冲剂等）、或治疗不当而长期不愈者屡见不鲜。这就告诫后人，感冒虽小病，治疗亦要辨证论治，一见感冒就解表，是非常错误的。

案5 张某，女，27岁，病案号125。

初诊日期：1965年9月24日。

1个月来感冒，头晕，头痛、咽痛、咽痒、鼻塞、流涕等反复发作，前医曾诊为秋燥、风热束肺，用薄荷喉片、六神丸、桑菊饮、银翘散等治疗，症状不减却越来越重，因而找胡老会诊。近症：头晕头痛背痛，恶寒，咽痒而咳，咯痰困难，晚上尤甚，口苦咽干，舌苔薄白，脉弦细数。胡老辨证为三阳合病挟饮，其为柴胡桂枝合半夏厚朴汤加生石膏方证。

［**处方**］柴胡12克　党参9克　半夏12克　黄芩9克
桂枝9克　白芍9克　厚朴9克　苏子6克
生姜9克　苏叶6克　大枣4枚　茯苓9克
炙甘草6克　生石膏45克

结果：上药服3剂，头晕、头痛、口苦解，背痛、咳嗽减，仍微恶寒，脉已不数，与桂苓五味姜辛夏杏甘草汤，服6剂症已。

按：此患者初起为鼻炎、咽炎，西医诊断为上呼吸道感染，中医贯称感冒、伤风。前医称为秋燥，囿于病在表，而用辛凉解表久不效，是因辨证不确，方药不对证。转至胡老会诊时，呈三阳合病挟饮，故以柴胡桂枝汤加生石膏和解三阳，并加半夏厚朴汤化饮降逆，使三阳证很快解除。后以桂苓五味姜辛夏杏甘草汤化饮降逆，遂使病愈。可见感冒、伤风并非只现表证，如不仔细辨证，凡见感冒悉用辛凉或辛温发汗解表，徒伤津液、损人体正气，则使病情迁延、加重，惟有以六经辨证、辨清方证，才能做到药到病除。

案6　太阴感冒。闫某，男，41岁，2006年6月23日初诊。

近一周劳累，睡眠不足，昨晚饭后感胃脘不适，身冷畏寒，遂盖被而眠，但不久感胃腹绞痛，继则腹泻清水，泻后腹痛缓解，但不久又腹痛腹泻，早晨即急诊，查血常规、白细胞正常，大便未见红白细胞，诊为胃肠型感冒，因找中医治疗，症见：身热恶寒，身酸痛，口淡无味，阵阵腹痛，大便清稀，无下坠感，手足皆凉，苔白舌暗，脉沉细弦。证属太阳太阴合病，因太阴为重，故治急救其里，与四逆汤。

［**处方**］炮附子15克　炮姜10克　炙甘草6克

结果：服1剂腹泻腹痛已，四逆缓解，遗有纳差，予茯苓饮3剂善后。

案7　厥阴病感冒。李某，女，49岁，2006年5月12日初诊。

自觉感冒半月余，服抗生素、中成药不效。症见：头晕或痛，乏力，口苦咽干，腰背颈项酸痛，四逆，畏寒，月经后期的量少，大便干，苔白根腻，脉弦细。此为半表半里阴证而见上热下寒，血虚水盛，治以温阳和解、养血利水，予柴胡桂枝干姜汤合当归芍药散。

［处方］柴胡 12 克　黄芩 10 克　花粉 12 克　生龙牡各 15 克
桂枝 10 克　干姜 6 克　炙甘草 6 克　当归 10 克
白芍 10 克　川芎 6 克　泽泻 15 克　茯苓 12 克
白术 15 克

结果：服 2 剂，口苦已，大便通畅，服 3 剂诸症已。

（四）表有阴阳证之分，治当温补发汗殊

案 8　贺某，8 岁。初诊日期：1965 年 10 月 23 日。

感冒发热 1 周，每日上午 11 点半出现发热，体温 38℃左右，汗出，至夜 12 点后烧自退，饮食精神均好，大便隔一二日一行，他无不适，舌苔白润，脉虚数。证属太阳表阳证，为营卫失和之桂枝汤方证，与桂枝汤。

［处方］桂枝 9 克　白芍 9 克　生姜 9 克　大枣 4 枚
炙甘草 6 克

结果：上药服 2 剂，上午已无发热，下午 1 点后尚有低热（37.2～37.5℃），舌苔薄黄，脉尚稍数，与柴胡桂枝汤加生石膏 3 剂，诸症解。

按：本例为小儿，因自我感觉及表述能力差，故症状表现不多，但抓住为太阳表阳证，与桂枝汤调和营卫则解。

案 9　许某，男，47 岁。初诊日期：1978 年 5 月 4 日。

感冒 2 天，右头痛，自感无精神，两手逆冷，无汗恶寒，口中和，不思饮，舌质淡、舌苔薄白，脉沉细，咽喉滤泡增生明显。此属虚寒表证，治以温阳解表，与麻黄附子甘草加川芎汤。

［处方］麻黄 9 克　川附子 9 克　炙甘草 6 克　川芎 9 克

结果：上药服一煎，微汗出，头痛解，未再服药，调养两日，精神如常。

按：何廉臣的《重订全国名医类案》中就载有少阴感冒，《吴鞠通医案》也有类似记载，吴氏于甲子二月二十五日治疗吴氏医案，即用麻黄附子甘草汤1剂，治愈了头项强而恶寒，脉紧无汗的感冒。认识到：因体质的不同感冒出现的症状不同，也即感冒与其他外感病一样表现为太阳病和少阴病。体质强者呈太阳病，用发汗解表治疗，因太阳病又分表实（如案1）无汗、表虚（自汗恶风），发汗法又有所不同，案6即太阳表虚证，用桂枝汤调和营卫、发汗解表；而案7是体质阳虚明显的咽炎感冒，呈现虚寒阴性表证，即少阴病，解表须用汗法，但须加温阳强壮的附子、细辛等才能驱除外邪，日本人藤平健曾多次报道其体会，值得一读。这就是《伤寒论》表证分阴阳，即分为太阳和少阴的实质，治皆用汗法而有不同的实质。

（冯世纶）

二、三泻心汤治疗慢性胃炎

近年来有关半夏泻心汤治疗胃炎的报道较多，总有效率均在90%以上，认为半夏泻心汤有抗幽门螺杆菌感染，参与免疫调节，保护胃黏膜屏障功能以及止血等功效。

《伤寒论》中的半夏泻心汤、甘草泻心汤和生姜泻心汤为经方中的名方，有人称之为三泻心汤。临床当中，三泻心汤在慢性迁延性胃肠疾病当中应用的机会很多，且应用得当，效如桴鼓，但临床当中，针对三泻心汤明确的适应证，能够灵活运用的并不够广泛，原因是对这三个方证的理解不够深入，此文通过解读胡希恕先生对三泻心汤方证的理解，兼之医案实效的分析，旨在引起大家的重视。

生姜泻心汤医案

患者，女性，67岁，2012年9月25日首诊。

烧心、反酸半年伴腹泻半天，由于平素饮食无规律，自2012年春天以来出现烧心（胃脘烧灼感）、反酸明显，每于下午3点后即不可进食和饮水，否则烧心明显不适加重而出现恶心，自己嚼食生花生米或口服维U颠茄铝胶囊Ⅱ（斯达舒）后有效，但停药后症状反复出现，稍有口干而大便时溏，曾经被诊断为慢性胃炎。今日上午出现腹泻4次伴有肠鸣而就诊，体型肥胖，糖尿病、高血压、胆结石病史，舌质淡、苔薄，脉细沉。方选生姜泻心汤合乌贝散。

[处方] 清半夏15克　党参15克　干姜10克　黄连6克　黄芩10克　生姜4片　大枣6枚　浙贝母10克　乌贼骨30克　炙甘草10克

3剂，水煎服。

结果：服药半剂后即腹泻烧心尽已，继续服半剂巩固，共服1剂。随访至今未出现症状。

按：此案的一个特点是，口服中药汤剂只用了1剂，就取得了显著的效果，说明方子用得比较准确，切中病机而方证相应，如此效验的方剂，值得我们深入了解并为我所用。

我们先了解一下慢性胃炎。慢性胃炎是指由不同病因所致的胃黏膜慢性炎症。慢性胃炎的临床表现主要为食欲减退、上腹部不适或隐痛、嗳气、反酸、恶心、呕吐等，并呈持续或反复发作。

慢性胃炎一般分为两个类型：炎症病变比较表浅，局限在胃黏膜表面一层（不超过三分之一）者，称作慢性浅表性胃炎；而炎症病变波及胃黏膜的全层，并伴有胃腺体萎缩者，则为慢性萎缩性胃炎。

慢性胃炎是常见病和多发病。胃镜普查证实，我国人群中慢性胃炎的发病率高达60%以上，萎缩性胃炎约占其中的20%。我国属幽门螺杆菌（HP）高感染率国家，估计人群中HP感染率在40%～70%左右。人是目前唯一被确认的HP传染源。60%以上的慢性胃炎患者存在HP感染。HP感染→慢性浅表性胃炎→萎缩性胃炎→肠化生或不典型增生→胃癌。这一发展途径已得到临床验证。一般认为通过人与人之间密切接触的口口或粪口传播是HP的主传播途径。因为HP感染几乎无例外地引起胃黏膜炎症，感染后机体一般难以将其清除而变成慢性感染。一般来说，慢性浅表性胃炎和单纯轻度慢性萎缩性胃炎预后是良好的。慢性萎缩性胃炎以往曾被认为是胃癌前奏（癌前病变），现在看，这种认识有失偏颇。但萎缩性胃炎与胃癌确有一定关系。慢性萎缩性胃炎，观察 5 至 10 年后，可能有 5% 左右的癌变率。

本病最常见的症状是胃部疼痛和饱胀感，尤其在饭后症状加重，而空腹时比较舒适。每次进食量虽不多，却觉得过饱而不适，常伴有嗳气、反酸、烧心、恶心呕吐、食欲不振、消化不良等现象。由于进食少、消化不良，可产生营养不良、消瘦、贫血和虚弱。一些病人还伴有神经系统症状如精神紧张、心情烦躁、失眠、心悸、健忘等，这些现象反过来又可加重慢性胃炎的胃部症状，形成恶性循环，使病情复杂，不易治愈。

《伤寒论》中记载的半夏泻心汤、甘草泻心汤和生姜泻心汤所治疗的症候群与慢性胃炎所表现的症状极为相似。通过临床体会，针对已经明确诊断的慢性胃炎，应有三泻心汤的机会很多，取得了满意的临床疗效。

（一）方论

下面我们熟悉一下这 3 个泻心汤。

1. 半夏泻心汤

《伤寒论》第 149 条：伤寒五六日，呕而发热者，柴胡汤证具，而以他药下之，柴胡证仍在者，复与柴胡汤，此虽已下之，不为逆，必蒸蒸而振，却发热汗出而解。若心下满而硬痛者，此为结胸也，大陷胸汤主之；但满而不痛者，此为痞，柴胡不中与之，宜半夏泻心汤。

半夏泻心汤方

半夏半升（洗）　黄芩　干姜　人参　甘草（炙）各三两　黄连一两　大枣十二枚（擘）

上七味，以水一斗，煮取六升，去滓，再煎取三升，温服一升，日三服。

《金匮要略·呕吐哕下利病》第10条：呕而肠鸣，心下痞者，半夏泻心汤主之。

[**方解**] 半夏、干姜驱饮止呕，黄芩、黄连解痞止利，饮留邪聚均由于胃气的不振，故补之以人参，和之以草枣，此为呕而肠鸣、心下痞硬的主治方。

[**注解**] 水因热激故呕而肠鸣；胃虚邪凑故心下痞硬，半夏泻心汤主之。

[**辨证要点**] 上热下寒因见呕而肠鸣，心下痞硬者。

[**胡希恕先生注解**] 我们看看这个半夏泻心汤，半夏、黄芩、人参、干姜、甘草、黄连、大枣。人参这个药，我们现在有些人老想吃参，它不是个万灵的药，人虚，它是补虚。这个药也有它的证候，这个人参补虚啊，它在于胃虚，而且限心下痞硬的这种情况才能用，这是根据张仲景的这个书。我们平时用它呢，也是健胃，如果胃实，那没有用人参的，那不是一个好药，那是有害无益的。咱们说它补气，也有道理，这个气就是津液啊，它是来自于水谷，化生于胃，你胃要不好，这个就是津液不行而气虚啊，那个气就是指的津液说的。咱们上边说的手足冷就是的，手足冷，胃不行津液，津液不达于四末就冷。那么这个方剂它用人参健胃而去心下硬，它主要是硬，心下痞硬。那么它也有邪啊，不是没有邪，胃虚客邪之气都往胃上去，所以它用黄芩、黄连以祛热邪，这个也叫心下痞硬。那么半夏、干姜，我们看《金匮要略》有半夏干姜散，它止呕。人参与甘草、大枣合着都是健胃安中的药，都是甜药。所以这个方子又能治呕，有半夏、干姜，有人参、黄芩、黄连也能治心下痞硬，它非心下痞硬不可，只是心下痞不可。半夏和干姜都是辛味，干姜更温，都是去水的，不光有热，同时有胃虚，同时这个水也往上凑，胃中有停饮，所以这个方剂啊，里头有渗水声，肚子里面呱啦呱啦叫唤，另外它还有腹中雷鸣，大便溏泻，这个方子全治的。那么在这儿呢它

只是提一个心下满，这不是全证，全证（是）：呕而心下痞硬，腹鸣。它必有这些证候，或者下利，它下利也治。这个方剂也是常用的方剂。我们现在对于胃肠功能紊乱，这个方剂都常用的，又有呕，大便又溏泻，肚子呱啦呱啦叫唤，心口这个地方觉堵塞，不愿意吃东西，这个方剂都常用。

[方证]

（1）上腹部满闷不适，有轻度胀痛，但按之无抵抗感，可伴有恶心、呕吐、腹泻、肠鸣等胃肠道症状。

（2）烦躁、内热感、多梦、失眠。

（3）舌苔薄腻，或黄腻，或黄白相兼。

[现代应用]

（1）急慢性胃炎、胃十二指肠溃疡、慢性胆囊炎、胃肠功能紊乱等见有"心下痞"时可使用本方。

（2）慢性肠炎、消化不良、肝炎腹胀、甲亢伴有腹泻等以腹中雷鸣为主证时也有使用本方的机会。

（3）其他方面诸如结膜炎、慢性哮喘、口腔溃疡、顽固性咳嗽、冠心病、失眠、眩晕、妊娠恶阻、黄带、闭经等疾病都可见本方证。

2. 甘草泻心汤（半夏泻心汤增甘草）

《伤寒论》第158条：伤寒中风，医反下之，其人下利，日数十行，谷不化，腹中雷鸣，心下痞硬而满，干呕心烦不得安，医见心下痞，谓病不尽，复下之，其痞益甚。此非结热，但以胃中虚，客气上逆，故使硬也，甘草泻心汤主之。

甘草泻心汤方

甘草四两（炙） 黄芩三两 半夏半升（洗） 大枣十二枚（擘） 黄连一两 干姜三两

上六味，以水一斗，煮取六升，去滓，再煎取三升，温服一升，日三服。

[方解] 此于半夏泻心汤增量缓急安中的甘草，故治半夏泻心汤

证，中气较虚而急迫者。

［**胡希恕先生注解**］这一段不仅说甘草泻心汤，同时给上面2个方剂，心下痞硬作解说。伤寒中风，无论伤寒或中风，依法全应汗而解之，而反下之，“其人下利日数十行”，因泻药，热邪内陷而为协热痢。下利日几十次，“谷不化”，是因泻下剂，不是胃不消化。“腹中雷鸣”，与半夏泻心汤一样。“心下痞硬而满”，也是半夏泻心汤的痞硬而满，因泻下的作用伤了胃气，“干呕心烦不得安”。医见心下痞硬，见病未尽，“复下之”，“其痞益甚，此非结热”，不是阳明病热结于里。“但以胃中虚”，本不虚因泻药而致胃虚，所以“客气上逆”，不但外邪因胃虚而入内，而里面的水，也为客气，也往胃上涌，逆于上，故使硬满，“甘草泻心汤主之”。此方变化更小，只是把甘草增量，由三两变为四两，甘草主要缓急迫，这里心烦不得安，用甘草缓急迫。但此方也不只限于这个，《金匮要略》有，口腔溃疡类的病，挺奇怪的，非（常有）效，（但）也要加减。凡是胃肠炎类的病，久而不愈，用此三方得当都有效。临床上经常大便溏，不爱吃东西，恶心肚子叫，心下痞硬，很多的，用此三方。偏于下利，干噫食臭，用生姜泻心汤；没下利只呕，心下痞硬，腹中雷鸣，用半夏泻心汤。

《金匮要略·百合狐惑阴阳毒病》第10条：狐惑之为病，状如伤寒，默默欲眠，目不得闭，卧起不安，蚀于喉为惑，蚀于阴为狐，不欲饮食，恶闻食臭，其面目乍赤、乍黑、乍白，蚀于上部则声嗄，甘草泻心汤主之。

［**胡希恕先生注解**］“喝（嗄，音sha）”就是嗓音变了，声音沙哑，甘草泻心汤主之。什么叫狐惑病呢？古人有多种说法：一般都说是“疳”，就是“病字头”里搁一个“甘”字，就是小孩子最好得的，烧牙花子，小儿的牙病，“牙疳”，甚至于“穿腮”。古人认为这是虫子，疳嘛。为什么叫狐惑呢？古人也有他的道理，这个病发热无常，又没有一定的地位，而且反复发作，好了再犯，犯了

再好，也就是如神灵似的，就是狐惑。这个病的初起，也是恶寒发热，像太阳伤寒，所以它说："狐惑之为病，状如伤寒。"但是这个病已经形成后，就没有这个症状了，就不发热恶寒了。"默默欲眠"，默默就是没有精神，"目不得闭"，睡觉还不能睡实，"卧起不安"，烦躁；"蚀于喉为惑"，它主要讲的是有蚀疮，蚀疮要是在喉，古人取名为"惑"，"蚀于阴为狐"，阴指的是下阴，指的前阴说的；"不欲饮食"，这是固定的症状，说明这个病还是与肠胃有关系，"恶闻食臭"，就是闻着食臭就恶心；面目呢，由于蚀疮的进退的过程中，常有不同的颜色，有时候"乍赤、乍黑、乍白"。蚀于上部为惑，口腔这一带，声音沙哑，声音有变化，当然的，尤其是喉，这一带有变化的时候更是声沙哑。狐惑病蚀于上的这一部分，用甘草泻心汤主之。这个方子很好使，我有试验。

底下这个病，初得也是状如伤寒，默默不欲饮食，恶心等类乎小柴胡汤证，可是它没有柴胡，没有那么大的热。我遇到一个女病人，上面一点儿不错（病状没有），开始的时候像重感，在我来前门外住的时候，是某某地的人，姓我给忘记了，我就给她吃甘草泻心汤，吃好了。我们以后，现在临床遇到的口腔溃疡，用这个方子也好使，有时候偏于热的，口咽较干，可以加石膏；有时候烦得厉害，可以加生地。大概我用这种方法治这种病，还没遇见过不好的。

甘草泻心汤，在《伤寒论》里头是胃生疾患，《伤寒论》里是这样说的，主要病因是胃虚，看这个方子的用药也是的：它用人参、有甘草干姜汤，这些都是治胃的，加人参、甘草、大枣这些甘温的药物。因为《伤寒论》里说这个病主要是胃虚，客气邪热都往胃里来，所以胃，心下痞，痞硬；邪气都往这里来，有水气，再（加）有热，它就要呕吐；同时，经过胃肠，它有肠鸣。《伤寒论》里头说，心下痞硬，呕而肠鸣下利，用甘草泻心汤。可见它是胃肠里面的一个问题，就属于神经系统，那么看这个病人啊，他搁到"狐惑"里头，也有精神因素方面的关系，但它是起烦，它的卧起不安，就起黄芩、黄连的作用，它烦，热都跑到胃里头了，所以烦。这是说“惑”，口腔的溃疡，我们一般用这个方子加减都可以（治）好的。

［辨证要点］半夏泻心汤证中气更虚，或见口舌糜烂、肠鸣腹泻、前后阴溃疡者。

3. 生姜泻心汤（半夏泻心汤，减干姜，增生姜）

［仲景对本方证的论述］

《伤寒论》第157条：伤寒汗出解之后，胃中不和，心下痞硬，干噫食臭，胁下有水气，腹中雷鸣，下利者，生姜泻心汤主之。

生姜泻心汤方

生姜四两（切）　甘草三两（炙）　人参三两　干姜一两　黄芩三两　半夏半升（洗）　黄连一两　大枣十二枚（擘）

上八味，以水一斗，煮取六升，去滓，再煎取三升，温服一升，日三服。附子泻心汤，本云加附子。半夏泻心汤、甘草泻心汤，同体别名耳。生姜泻心汤，本云理中人参黄芩汤，去桂枝、术，加黄连并泻肝法。

［胡希恕先生注解］伤寒依法当发汗，发汗汗出，伤寒在表之证已解了，可是里面出问题了，但这并非发汗造成的。此人可能胃根本就不好，平常就有，但不明显，大病之后就表现出来了。“胃不和，心下痞硬”。“干噫”，即是嗳气。“食臭”，伤食的味，食物不消化的味道。“胁下有水气”，胁下就是心下，肠子里面有水也为胁。“腹中雷鸣”，水走肠间有（声），且声音大如雷。“下利者，生姜泻心汤主之。”这个方与半夏泻心汤是一样的，只不过是在半夏泻心汤中加生姜，干姜减量。此方嗳逆较明显，生姜配人参、甘草、大枣更能健胃，所以生姜特别加量。看起来上方没什么区别，但临床上体会，凡是腹中雷鸣，心下痞硬，呕逆下利或不下利（等有用的机会），（其中）干嗳食臭最重要，如果有干嗳食臭用半夏泻心汤不行，这是两方主要不同点，其他的都差不多，此方子偏于一般的胃肠炎的机会多。

用此方要注意一点，用此方容易发生晕眩，本来治呕吐下利的，吃此药后反倒吐得厉害，泻利无度，这不要怕，必好不可，此方去水气的，力量相当大，姜加重了，半夏、干姜皆温中去水，半夏下气去饮。有缓利的，大便老溏，同时有伤食的，吞酸，用此方有良效。但有时有此种瞑眩的情况，是（药物）发挥作用，而一时出现一种特殊的状态。半夏泻心汤、甘草泻心汤、生姜泻心汤都是常用的。

[**辨证要点**] 心下痞满、干噫食臭、肠鸣下利者。

（二）临床应用

1. 甘草泻心汤案一

患者，男，20 岁，2013 年 2 月 17 日。

胃脘痞满 10 余年，患者从 9 岁起，就经常发作胃脘痞满，进食后容易出现症状，进食不当时症状加重，食饮冷凉后加重，口腔溃疡经常发作而较重难愈，大便每日 1～2 次，黏腻而不成形，平素恶食冷凉，口苦，多嗳气，不欲饮水，多饮水后即容易出现胃脘痞满而欲呕，时有心悸，既往漏斗胸手术治疗，舌质淡、舌体大、苔薄白，脉细弦。

[**处方**] 炙甘草 30 克　清半夏 15 克　干姜 10 克　党参 30 克
黄连 6 克　黄芩 10 克　大枣 6 枚　茯苓 15 克
桂枝 10 克　陈皮 12 克

7 剂，水煎服。

按：此案平素胃虚而上热下寒，痞满、恶心而大便偏溏，平素多口糜而方选甘草泻心汤，以胃脘痞满为主要表现，重用党参，因胃虚水饮，故加茯苓，合小半夏加茯苓汤意，多嗳气，加陈皮，因胃虚较显，故轻用，如胃虚不显，可用至 30 克，另加桂枝加黄连，合黄连汤意。

2. 甘草泻心汤案二

患者，女，41 岁，2012 年 10 月 4 日初诊。

口腔溃疡反复发作3年余，大便干而黏，2～5日一行，口干而多饮，无烧心、无泛酸，近一段时间因咽痛、咽痒、声嘶，用半夏厚朴汤和半夏散而已，舌质暗、苔薄，脉寸浮尺沉。

［**处方**］炙甘草30克　清半夏15克　党参15克　黄连6克
黄芩10克　生姜10克　大枣15克　生石膏30克
干姜6克

5剂，水煎服。后发来短信息反馈药后1剂即显效，3剂症已。

按：此案患者口腔溃疡且有三泻心汤方证，方用甘草泻心汤，因考虑热多而加石膏，炙甘草须重用，每剂用至30克方可显效。

3. 半夏泻心汤案三

患者，女，58岁，2012年11月22日初诊。

胃脘疼痛，饥饿时容易出现症状，腹胀，嗳气，眠差而入睡难，眠浅易醒，血压高而不稳定，心烦，进食不适时容易出现烧心，泛酸，无恶心，大便不畅，量少，大便平素不成形，一般日一行，口干，耳鸣明显，腹部恶寒，恶食冷凉，舌质暗、苔薄，脉沉缓。

［**处方**］清半夏12克　干姜10克　黄芩10克　黄连6克
党参15克　炙甘草6克　大枣4枚　陈皮30克
枳壳15克　白芍12克　浙贝母6克　乌贼骨30克
元胡10克　山药15克　砂仁6克　炒内金10克

7剂，水煎服

二诊：2012年11月29日。药后诸症减，效果好，大便通畅，仍多梦，舌质暗、苔薄白腻，脉沉缓。

［**处方**］清半夏12克　干姜10克　黄芩10克　黄连6克
党参15克　炙甘草6克　大枣4枚　陈皮30克
枳壳15克　白芍12克　浙贝母6克　乌贼骨30克
元胡10克　山药15克　砂仁6克　炒内金10克
苍术12克　厚朴10克

7剂，水煎服。

按：泛酸与呕吐、恶心均为上逆的表现，兼之胃脘胀满和下利，正合半夏泻心汤方证，因烧心而合用乌贝散入煎剂。原文认为半夏泻心汤不治疗胃脘疼痛，临床体会，对于胃脘疼痛亦有良效，此案加入元胡为解痉止痛目的。腹满嗳气，合用橘枳姜汤方义。

4. 生姜泻心汤案四

患者，女，58岁，2013年1月28日初诊。

胃脘不适，烧心，时有疼痛，既往曾因服用阿司匹林片而加重，曾经住院治疗，诊断为慢性浅表性胃炎。晨起睑肿，时有腰痛，大便可，2～5日一行，无便干，纳可，恶食冷凉，咽痒，时有咽痛，时有恶心，舌质暗、苔白，脉沉细。

［**处方**］清半夏20克　党参15克　干姜10克　黄连3克

黄芩10克　炙甘草6克　大枣5枚　浙贝6克

乌贼骨30克　山药20克　茯苓15克　白术10克

炒内金12克　生姜3片

7剂，水煎服。

复诊诸症均减，上方随症加减继续服药月余而症已。

按：此案为慢性浅表性胃炎，因胃脘疼痛而误服阿司匹林片症状加重。寒热错杂而有半夏泻心汤证，故用半夏泻心汤；因有烧心症状，故加用乌贝散；考虑虚寒水饮较重，且有腰痛症状，故合用肾着汤，同样因为考虑水饮较重，故加生姜，故合生姜泻心汤方义。

（三）三方鉴别

半夏泻心汤为一首最具代表性的寒热补泻同用之方。方中黄芩、黄连与半夏相配以清化胸膈、胃脘之痰热，其中黄连、半夏乃小陷胸汤的重要组成部分。干姜与黄芩、黄连相配则寓附子泻心汤之意，而干姜、人参、甘草、大枣相配则寓理中汤之意，此一方集数方之功。而干姜、黄芩、黄连、人参四味药又是本方寒热补泻的核心成分，这一点可以从治疗寒热错杂的干姜黄芩黄连人参汤中得到证明。由此可见，经方也非常注重杂合而治的组方思想。临床使用本方时不能因为舌红或苔腻而随意减去干姜、人参、大枣。我们可以根据寒热虚实的多少，对方中互为对立的两组药的剂量作相应的、动态的调整。比如，以热痞为甚者，可以将黄连、黄芩的量调大；而以寒泻为甚者，则应把干姜用量调大，不必机械地遵循原方比例。在加味上，《经方验》载山东名医刘景棋使用本方多加枳实，对于消除痞证有增效作用。

与小柴胡汤相比，本方少一味柴胡，多一味黄连，所治之病也由胸胁转入心下。与黄连汤相比，少一味桂枝，多一味黄芩，所主之病在心下，且无气上冲。与黄连温胆汤相比，后者所主其精神症状更为突出，如失眠、心烦、心悸、易惊、多梦等，本方证则以胃肠道症状为主。与甘草泻心汤及生姜泻心汤相比，三者的药物组成及功效、主治疗候大同小异，均以心下痞、肠鸣、便溏等胃肠道症状为主，堪称三姊妹方。本方证以心下痞、呕逆较著；生姜泻心汤以心下痞硬、干噫食臭、腹中雷鸣、下利为主；甘草泻心汤则更见完谷不化、下利为剧，人更虚弱，并有心烦失眠、多梦、焦虑、不安等症，细微处当留意。

（陈建国，武警北京市总队第三医院）

三、从《伤寒杂病论》的相关论述探讨皮肤瘙痒的机制及其论治规律

瘙痒是皮肤病最常见的症状，常伴随皮疹出现，亦可单独出现，严重影响患者的身心健康。中医治疗皮肤瘙痒讲究辨证论治，而辨证论治之法轨不能不追溯至张仲景《伤寒杂病论》。本文旨在通过分析仲景对皮肤瘙痒及其相关症状的论述来探讨其发生机制及其论治规律。

（一）《伤寒杂病论》关于皮肤瘙痒的相关论述

仲景书中对皮肤瘙痒的论述极少，直接描述见于“身必痒”

“身体为痒，痒为泄风”“身痒而瘾疹”等，间接描述为“如虫行皮中”。

1. 有关“身痒”的论述

《伤寒论》第23条：“太阳病，得之八九日，如疟状，发热恶寒，热多寒少，其人不呕，清便欲自可，一日二三度发。脉微缓者，为欲愈也；脉微而恶寒者，此阴阳俱虚，不可更发汗、更下、更吐也；面色反有热色者，未欲解也，以其不能得小汗出，身必痒，宜桂枝麻黄各半汤。”

这里说的是太阳病到了八九天，出现发热恶寒、热多寒少、一日二三度发如疟状而没有出现少阳、阳明传变的情况，若脉微缓，这是欲愈的征象，若脉微而恶寒，这是表里俱虚陷于阴证，不可用汗吐下的方法。如果出现面色反有热色，这是表欲解未解所致。这里的面色反有热色，与第48条的“面色缘缘正赤”一样，是阳气怫郁在表的表现。经方的阳气多指津液而言，如第27条“脉微弱者，此无阳也，不可发汗”，指的是津液亏虚，虽有表邪而不能用麻黄汤之类发汗的办法。津液聚集在体表，欲通过出汗的办法来祛除外邪而不能，正邪交争于肌肤之间，故有“身必痒”的表现，可用“解之熏之”的微发汗的办法来帮助正气祛除邪气。

《金匮要略·水气病脉证并治第十四》：“脉浮而洪，浮则为风，洪则为气。风气相搏，风强则为瘾疹，身体为痒，痒为泄风，久为痂癞，气强则为水，难以俯仰。风气相击，身体洪肿，汗出乃愈，恶风则虚，此为风水……”

这里风指风邪，为邪气，气指津液，为精气。风气相搏于肌肤，风强气弱，津液精气不能通过出汗来祛除邪气，郁于肌肤之间，可发为瘾疹，周身皮肤瘙痒，若失治误治，日久不愈可成痂癞。

《金匮要略·水气病脉证并治第五》：“寸口脉迟而缓，迟则为寒，缓则为虚；荣缓则为亡血，卫缓则为中风。邪气中经，则身痒而瘾疹……”

脉迟为有寒，脉缓为津血亏虚，沉缓为血虚，浮缓为中风。风寒邪气侵袭，机体营血亏虚，抗邪无力，致使邪气肆行于肌表，可见皮肤瘙痒而发瘾疹。

2. 有关“如虫行皮中”的论述

《伤寒论》第196条：“阳明病，法多汗，反无汗，其身如虫行皮中状者，此以久虚故也。”

阳明病，里热蒸汗外出，本应多汗，但病人胃气久虚，津液不足，虽热气蒸腾，也只能在肌肤之间游走而不足以溢出皮外，故其身如虫行皮中状。这里的“如虫行皮中状”亦为皮肤瘙痒的表现，如《伤寒论辨证广注》所说“如虫行者，痒也。皮中者，肌肉之间。汗欲出而不得，以故肌肉作痒，如虫行皮中状”。

仲景书中对瘙痒的相关论述正文条文仅以上几处，另有两处有关“如虫行皮中”的论述则出现在其对服药反应的描述上。

《金匮要略·痉湿暍脉证并治第二》：“风湿（风水），脉浮，身重，汗出，恶风者，防己黄芪汤主之。……服后当如虫行皮中，从腰下如冰，后坐被上，又以一被绕腰以下，温令微汗，瘥。”

防己黄芪汤主治风湿或风水表虚湿停之证。湿邪祛除途径主要有两个，一从小便而解，一从汗出而解，此处出现如虫行皮中为服防己黄芪汤后出现的服药反应，为在表水湿之气欲从汗出而解未解之征象，故绕被温令微汗而解。

《金匮要略·水气病脉证并治第十四》：“气分……桂枝去芍药加麻辛附子汤主之。……上七味，以水七升，煮麻黄，去上沫，内诸药，煮取二升，分温三服，当汗出，如虫行皮中，即愈。”

桂枝去芍药加麻辛附子汤主治外荣卫不利内虚寒水饮之少阴水气病。水气病属少阴者，津液亏虚而水饮内停，欲发表祛水必借附子温经通阳之功，因其荣卫不利，津液虚极，发汗不易，故服药后津液难于作汗，汗出时则如虫行皮中。

（二）关于皮肤瘙痒机制的探讨

通过以上对《伤寒杂病论》书中有关皮肤瘙痒论述的分析，我们可对皮肤瘙痒的机制作如下探讨。

1. 瘙痒的病机关键在于正邪相争于体表

正指的是人体津液、精气，邪指的是外感六淫之邪。外邪侵犯肌表，人体正气起而奋争，津液聚集体表，欲通过发汗的办法来祛除邪气，但邪气强而正气弱，囿于机体良能，欲汗不汗，反使津液困于肌肤之间不得出而作痒。

2. 瘙痒的重要病理因素是水湿之邪

除了外邪侵袭的因素之外，水湿之邪是皮肤瘙痒发生的重要病理因素。人体津液聚集体表以抗邪的过程可以出现皮肤瘙痒，水湿之邪流注于体表而不得出或病人服药后体内湿邪欲通过出汗排泄而行走于肌肤之间的过程也可以出现皮肤瘙痒的表现。人体津液久聚体表而不得出可成水湿废液。临床上常见由于治疗不当或不及时，应当发汗而不发汗，致使津液滞留体表，日久而成废液淤积，导致瘙痒久治不愈，皮肤越抓越厚，难于治疗。

3. 热邪熏蒸亦可导致瘙痒发生

阳明里热蒸腾，常可逼迫津液外出而见多汗，但若病人津液亏虚，不足以作汗外出，只在肌肤之间蕴蒸，可导致皮肤瘙痒的发生。仲景书中所述虽只言热盛津亏之瘙痒，但把握其发生机制，应当推知里热而津液充足者亦可发生瘙痒，此瘙痒为湿热内蕴蒸腾于肌肤之间所致。

4. 营血亏虚亦可见瘙痒发生

机体营血亏虚，不荣于外，致使外邪侵犯，滞留于肌表之间，亦可见瘙痒发生。

（三）关于皮肤瘙痒的辨证论治规律探讨

仲景六经辨证之法是中医辨证论治的源头、精髓，清代名医喻昌赞其为“众法之宗，群方之祖”，柯韵伯则提出“六经钤百病”的观点。中医治疗皮肤瘙痒，其辨证论治规律亦不脱离六经范畴。临床上只要认清瘙痒发生的机制，把握六经辨证规律，不管应用经方还是时方，均可达到良好的效果。

1. 外感表邪

皮肤瘙痒的病机关键在于正邪相争于体表，瘙痒初期常见太阳病表现，此时治疗当发汗则发汗，不可错失发汗时机。太阳病，表实重者可随证选用葛根汤等加减，轻者可随证选用桂枝麻黄各半汤等加减，表虚者可随证选用桂枝加黄芪汤或黄芪桂枝五物汤等加减。发汗当以微汗为宜，不宜发大汗。

时方祛风止痒之法可参考此辨治规律。

2. 水湿郁滞

水湿之邪是皮肤瘙痒发生的重要病理因素，治疗可用发汗祛湿或利水祛湿等方法。太阳病，表实湿重者可随证选用麻黄加术汤等加减，表虚湿重者可随证选用防己黄芪汤等加减；太阳阳明合病，表寒里热，表实无汗者可随证选用大青龙汤或麻黄连翘赤小豆汤等加减，表虚有汗者可随证选用越婢加术汤等加减。太阳太阴合病，外邪里饮，可随证选用五苓散等加减。若病人机体沉衰陷于少阴阴寒证，可随证选用桂枝去芍药加麻黄附子细辛汤或真武汤等加减。

时方祛风除湿、健脾除湿止痒等法可参考此辨治规律。

3. 热邪熏蒸

阳明病里热蒸腾可导致瘙痒发生，治疗以清阳明里热为主。若热盛汗多口渴者，可随证选用白虎加桂枝汤等加减；热盛津亏汗不多者，可随证选用竹叶石膏汤等加减；湿热蕴蒸者，可随证选用茵陈蒿汤等加减。

时方清热止痒、清热利湿止痒等法可参考此辨治规律。

4. 营血亏虚

若患者营血亏虚，皮肤干燥瘙痒，脉沉迟缓者，治宜养血润燥，可随证选用桂枝新加汤等加减。

时方养血祛风止痒之法可参考此辨治规律。

临床上皮肤瘙痒症状可见于多种皮肤病，证情纷繁复杂，难于概述，以上所列举诸法及方不能尽其所见，仅资参考，但相信若能遵循仲景六经辨证之法，辨清其阴阳表里寒热虚实属性，依证选方，做到方证相应，往往可以执简驭繁，达到良好的治疗效果。

（许灿龙，空军总医院）

附一

胡希恕先生年谱

1898 年 3 月 10 日　生于辽宁省沈阳市北郊区东伍旗村

1906～1910 年　在本村初级小学念书

1911～1915 年　在蔡台子村、沈阳县高等小学读书

1915～1919 年　在奉天省立第一中学读书。在此期间有国文老师王祥徵，于课余讲授中医，并于此期间在沈阳市政公所考取中医士，取得合格证书。

1919～1923 年　在北京通才专门学校（交通大学前身）读书

1924～1925 年　沈阳县立初级中学任英文教员

1925～1926 年　辽阳县立高级中学任英文教员

1926～1927 年　辽宁省立第四高级中学任英文教员

1927～1928 年　哈尔滨电业公司会计科任簿记股长

1928～1931 年　哈尔滨特别市市政局市业科内市业股任股长

1932～1935 年　哈尔滨市市产视察员

1936～1945 年　在北京市西城区灵境胡同二号与陈慎吾先生合办联合诊所

1946～1947 年　沈阳市辽宁省立师范专科任教务主任、秘书主任。

1947～1958 年　北京市私设中医诊所执业中医

1955～1958 年　在北京市交道口自办求实中医学校任校长兼讲师

1958～1984 年　在北京中医学院东直门医院任副教授、教授

1984 年 3 月 1 日　病逝

（《中国百年百名中医临床家丛书——胡希恕》）

附二

整理胡希恕先生有关经方研究已出版书籍之目录

《经方传真》，中国中医药出版社，1994

《经方传灯》，中国中医药出版社，2001

《张仲景用方解析》，人民军医出版社，2004

《中国汤液经方》，人民军医出版社，2005

《解读张仲景医学》，人民军医出版社，2006

《胡希恕讲伤寒杂病论》，人民军医出版社，2007

《胡希恕病位类方解》，人民军医出版社，2008

《胡希恕经方理论与实践》，中国中医药出版社，2008

《伤寒论通俗讲话》，中国中医药出版社，2008

《胡希恕伤寒论讲座》，学苑出版社，2008

《胡希恕金匮要略讲》，学苑出版社，2008

《胡希恕越辨越明释伤寒》，中国中医药出版社，2009

《解读伊尹汤液经》，学苑出版社，2009

《冯世纶经方临床带教录》，学苑出版社，2009

《胡希恕讲温病条辨拾遗》，人民军医出版社，2009

附三

冯世纶教授历年发表文章一览表

时代	年份	文章	报/刊
70 年代	1979 年	中医药治疗右肺中叶症候群 5 例临床小结	中医杂志
80 年代	1984 年	胡希恕老中医治疗肝炎经验	北京中医
	1985 年	党参五灵脂合剂治疗慢性支气管炎 32 例观察	中西医结合杂志
		哮喘证治一得	中医药研究杂志
	1986 年	党参与五灵脂的临床合理应用	中药通报
	1987 年	麻杏苏茶汤治喘妙用	黑龙江中医药
		胡希恕老中医运用大柴胡汤治疗肝病的经验	中医药研究
		治疗男性不育症的体会	中医药研究
	1988 年	清热化痰汤治	实用中医内科杂志
		治愈脑震荡后遗症一例	中医杂志
90 年代	1991 年	《马王堆汉墓帛书》与《伤寒杂病论》和《内经》	国医论坛
		临床应用麻黄附子细辛汤体会	中国医药学报
	1992 年	《伤寒论》溯源	国医论坛
	1995 年	《伤寒论》的方证体系初探	中国中医基础医学杂志
	1997 年	白通加猪胆汁汤考	中国医药学报
2000 年以来	2001 年	骨质疏松症的中医病名刍议	中国骨质疏松杂志
	2002 年	经方的方证体系	中国医药学报
		从日本的小柴胡汤事件说起	中国医药学报
		经方的脉诊	中国医药学报
		经方的辨论论治体系	中国医药学报
		经方探究	中国医药学报

续表

时代	年份	文章	报/刊
2000 年以来	2003 年	经方的表阴证	中国医药学报
		经方的半表半里阳证	中国医药学报
		《伤寒杂病论》再溯源	中国医药学报
	2004 年	慢性肾炎如何辨治	中国医药学报
		《伤寒杂病论》是怎样撰成的（上）	中国医药学报
		《伤寒杂病论》是怎样撰成的（下）	中国医药学报
		章太炎考证训诂学术贡献考	中国医药学报
	2005 年	章太炎认为“五行”没什么用	中国医药学报
		小柴胡汤有何罪	中国医药学报
		《内经》乾坤大，《伤寒》六经小	中国医药学报
		《伤寒论》与《内经》辨治方法不同	中国医药学报
		阴阳概念相异，病症概念有别	中国医药学报
		柴胡桂枝干姜汤面面观	中国医药学报
		《伤寒杂病论》与温病	中国医药学报
	2006 年	两个六经不能混淆——《伤寒论》的理论渊源	中华中医药杂志
		六经名实议	中国医药学报
		《伤寒论》中的六经实为六证	中国医药学报
		《伤寒论》第 28 条方证解	中国医药学报
		“半表半里”衍生于八纲	中国医药学报
		方证是辨证的“尖端”	中国医药学报
	2007 年	《伤寒论》的科学内涵	中国医药学报
		辨方证解《伤寒论》第 28 条	中国医药学报
		杨绍伊研究经方成绩斐然	中国医药学报
		《伤寒论》第 148 条方证考	中国医药学报
		《伤寒论》潮热证解	中国医药学报
		《伤寒论》半表半里探究	中国医药学报
	2008 年	认识经方——《伤寒论》的理论渊源及其理论体系的形成	第二届扶阳论坛
		《伤寒论》对美容的贡献	第四届传统医学美容学术大会
		《汤液经法》是《伤寒论》蓝本	中国中医药报

续表

时代	年份	文章	报/刊
2000年以来	2008年	经方再思考	中国中医药报
		《伤寒论》书名出自谁手	中国中医药报
		《伤寒论》方证源于神农时代	中国医药学报
		六经辨证成熟于《伤寒论》	中国医药学报
		阳气为经方独特概念	中国医药学报
		《伤寒论》第24条大小承气之辨	中国医药学报
	2009年	六月养生有妙方	家庭医学
		古人起居调理法	家庭医学
		五月养生有妙方	家庭医学
		经方用药需正本清源	中国中医药报
		副作用一词只适应于西医	中国中医药报
		旋覆花汤方证考	中国中医药报
		理法相应识方证	中国医药学报
		正确认识《伤寒论》的理论	中国医药学报
	2010年	经方源自神农时代	中国医药学报
		柴胡桂枝干姜汤方证考	中国医药学报
		症状反应是经方辨证的主要依据	中国医药学报
		如何掌握经方用药规律	中国中医药报
		经方治疗冠心病	中医中药在心血管系统疾病中的“效”学研究
	2011年	探讨方证对应之理	国际（中日韩）经方论坛
		试论血虚水盛	中华中医药杂志
		辨方证是辨证的尖端	中国中医药报
		半表半里最初出现于《伤寒论》	中国中医药报
		半表半里成熟于东汉	中国中医药报
	2012年	经方传真之方证简编	阳中医论坛
		中医治疗疑难病感悟	中医经典理论内涵与临床
		感悟经方的魅力（上）	中国中医药报
		感悟经方的魅力（下）	中国中医药报

续表

时代	年份	文章	报/刊
2000年以来	2012年	须用经方理论解读《伤寒论》（上）	中国中医药报
		须用经方理论解读《伤寒论》（下）	中国中医药报
		经方表证识未了（上）	中国中医药报
		经方表证识未了（下）	中国中医药报
		经方方证识未了	健康管理
	2013年	认识经方方证	上海中医药杂志
		“伤寒”知几何	中国中医药报